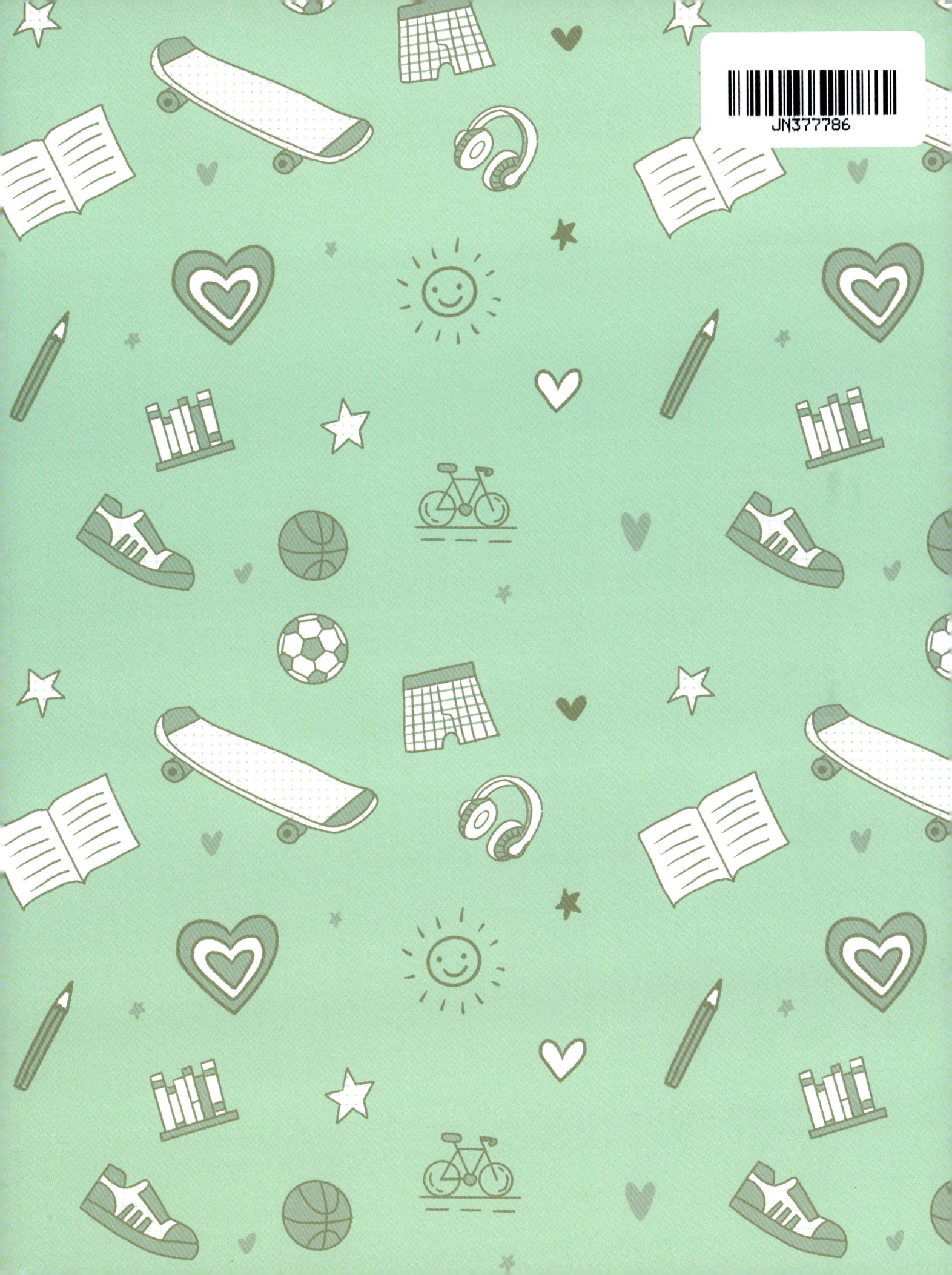

글 **조현아** 둔대 초등학교 보건 교사
질문하고 상상하라! 성교육은 아이들이 일상에 대해 질문하고, 더 나은 내일을 상상하게끔 돕는 교육이에요.
아이들의 질문과 상상에 하나의 정답이 아닌 다양한 해답을 찾아 주려고 노력하고 있어요.

심상희 부천 교육 지원청 장학사
아동 청소년 성문화와 미디어 리터러시에 관심이 많아요. 아이들이 건강한 인간 관계 속에서
바르게 성장하기 위한 토대를 만들고자 노력하고 있어요.

송정혜 안양 양지 초등학교 보건 교사
아이들이 궁금해하는 성에 대해 엄마의 마음과 선생님의 마음을 모두 담고자 노력했어요.
'나다움'과 '존중'을 바탕으로 나, 너, 우리가 함께 빛나는 세상 만들기에 동참하고 있어요.

이혜진 풍덕 초등학교 보건 교사
아이들은 저마다 자신만의 빛깔이 있어요. 그 누구도 아닌 '나답게', 나만의 빛깔을 찾아
건강하게 성장할 수 있게 의미 있고 재미있는 성교육을 하고 있어요.

모두 미래 GE(Gender Equality) 연구소를 이끌며 양성평등과 학교 폭력 예방 및 성교육에 힘쓰고 있어요.

그림 **이효실**
중앙 대학교에서 한국화와 영국 킹스턴 대학교에서 일러스트레이션을 공부한 뒤,
아이들 마음을 따뜻하게 담아내는 어린이책 그림 작가로 활동하고 있어요.
작품으로는 〈난 꿈이 없는걸〉 〈쉿! 갯벌의 비밀을 들려줄게〉 〈가족 바꾸기 깜짝 쇼〉
〈좋아서 껴안았는데, 왜?〉 〈부릅뜨고 꼼꼼 안전〉 〈부릅뜨고 똑똑 표지판〉 들이 있습니다.

남자아이를 위한
성교육 배움 노트

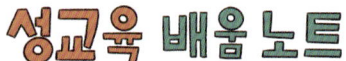

글 조현아·심상희·송정혜·이혜진 | 그림 이효실

초판 1쇄 펴낸날 2023년 4월 17일 | **초판 3쇄 펴낸날** 2025년 1월 10일
편집장 한해숙 | **편집** 이선영, 이윤진, 신경아 | **디자인** 케이앤북스, 최성수, 이이환 | **마케팅** 박영준 | **홍보** 정보영 | **경영지원** 김효순
펴낸이 조은희 | **펴낸곳** ㈜한솔수북 | **출판등록** 제2013-000276호 | **주소** 03996 서울시 마포구 월드컵로 96 영훈빌딩 5층
전화 02-2001-5822(편집), 02-2001-5828(영업) | **전송** 02-2060-0108
전자우편 isoobook@eduhansol.co.kr | **블로그** blog.naver.com/hsoobook | **인스타그램** soobook2 | **페이스북** soobook2
ISBN 979-11-92686-51-6 73370

어린이제품안전특별법에 의한 제품 표시
품명 도서 | 사용연령 만 7세 이상 | 제조국 대한민국 | 제조자명 ㈜한솔수북 | 제조년월 2025년 1월

ⓒ2023 조현아, 심상희, 송정혜, 이혜진, 이효실

- 저작권법으로 보호받는 저작물이므로 저작권자의 서면 동의 없이 다른 곳에 옮겨 싣거나 베껴 쓸 수 없으며 전산장치에 저장할 수 없습니다.
- 값은 뒤표지에 있습니다.

 큐알 코드를 찍어서
독자 참여 신청을 하시면
선물을 보내 드립니다.

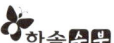 한솔수북의 모든 책은 아이의 눈, 엄마의 마음으로 만듭니다.

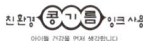

남자아이를 위한

성교육 배움 노트

글 조현아·심상희·송정혜·이혜진 | 그림 이효실

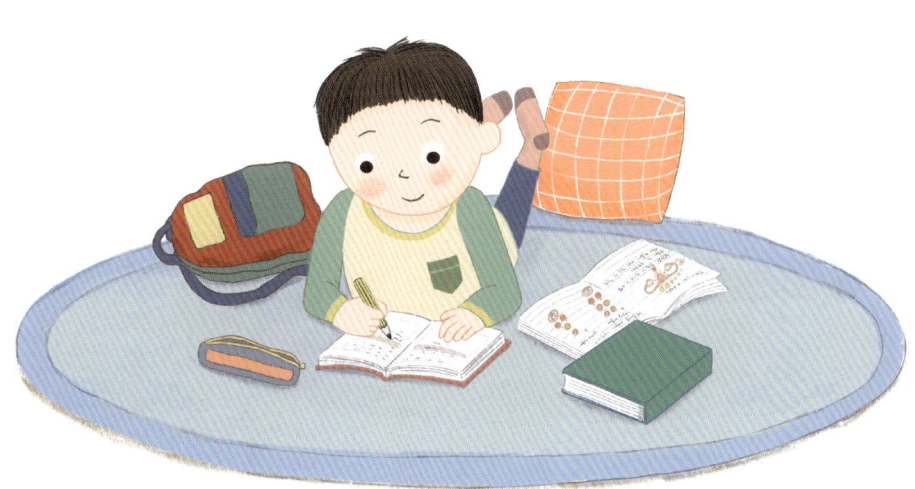

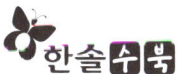

여러분에게 가장 소중한 사람은 누구인가요?

세상에서 가장 소중한 사람은 바로 '**나**'예요.
나를 아끼고 사랑하려면 나를 잘 알아야겠지요?
내가 어떻게 태어났고 자라는지, 성과 사춘기가 무엇인지 배워 볼 거예요.
그래야 어른으로 성장하는 나를 온전히 기쁘고 반갑게 맞이할 수 있어요.
또한 내가 소중한 만큼 다른 사람 역시 소중한 존재임을 알고,
서로의 경계를 존중하고, 성 예절을 잘 지켜야 해요.
지금 무엇보다 가장 중요한 것은 있는 그대로의 내 모습을 사랑하는 거예요.
'남자답게 혹은 여자답게'가 아니라 '**진짜 나**'의 모습을 말이에요.
이번 성교육 수업을 통해 가장 나다운 모습으로
스스로를 사랑하고 아끼는 내가 되기를 바랍니다.

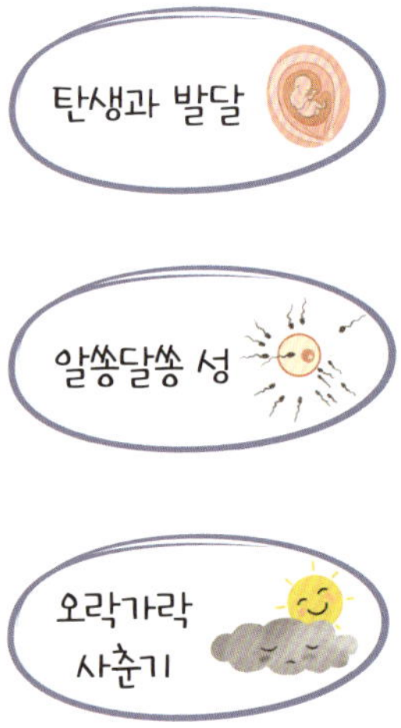

보건 쌤
조현아, 심상희, 송정혜, 이혜진

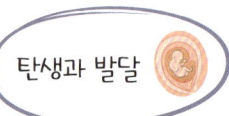

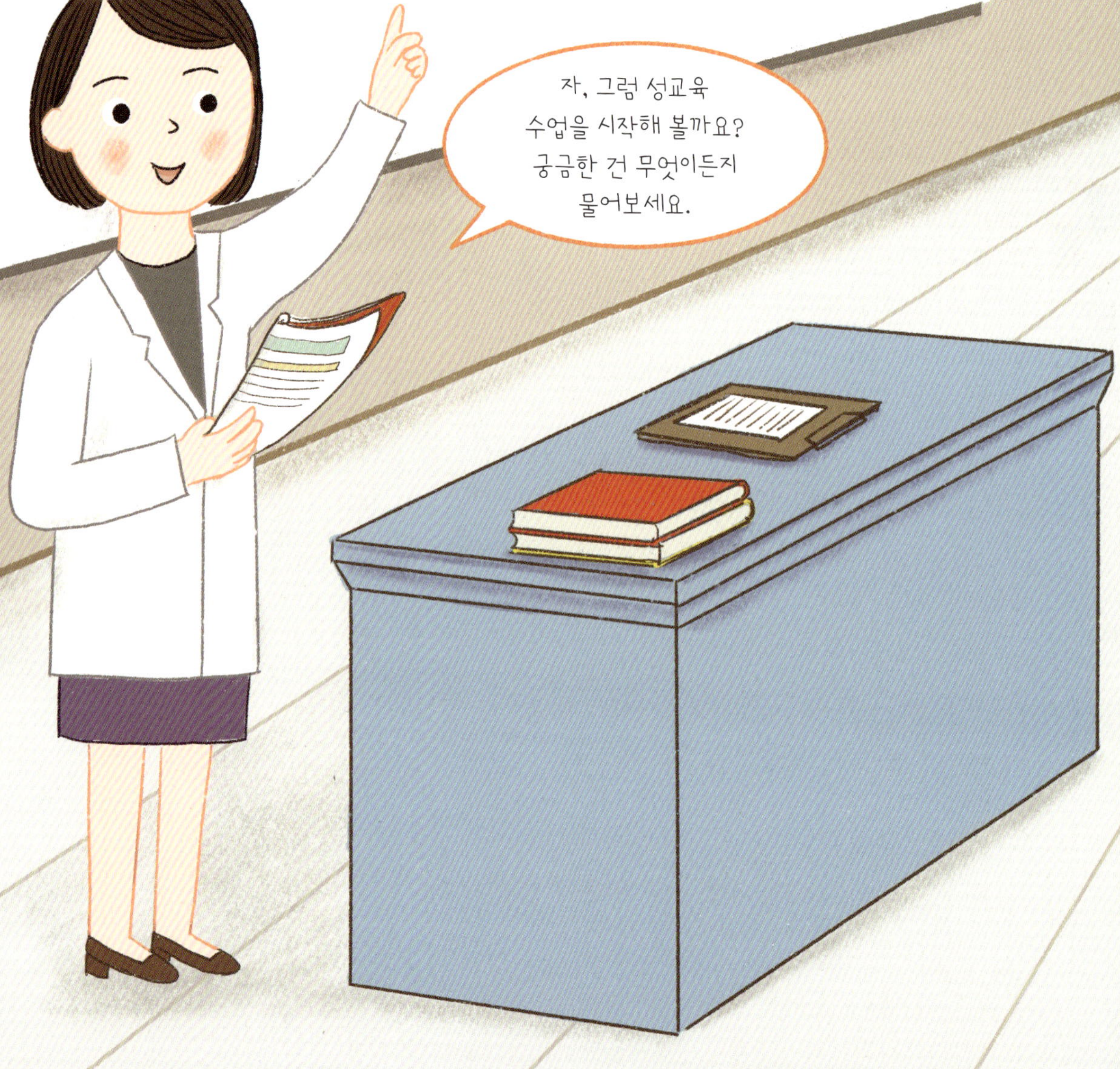

탄생과 발달

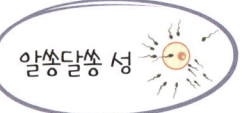

알쏭달쏭 성

오락가락 사춘기

자, 그럼 성교육 수업을 시작해 볼까요? 궁금한 건 무엇이든지 물어보세요.

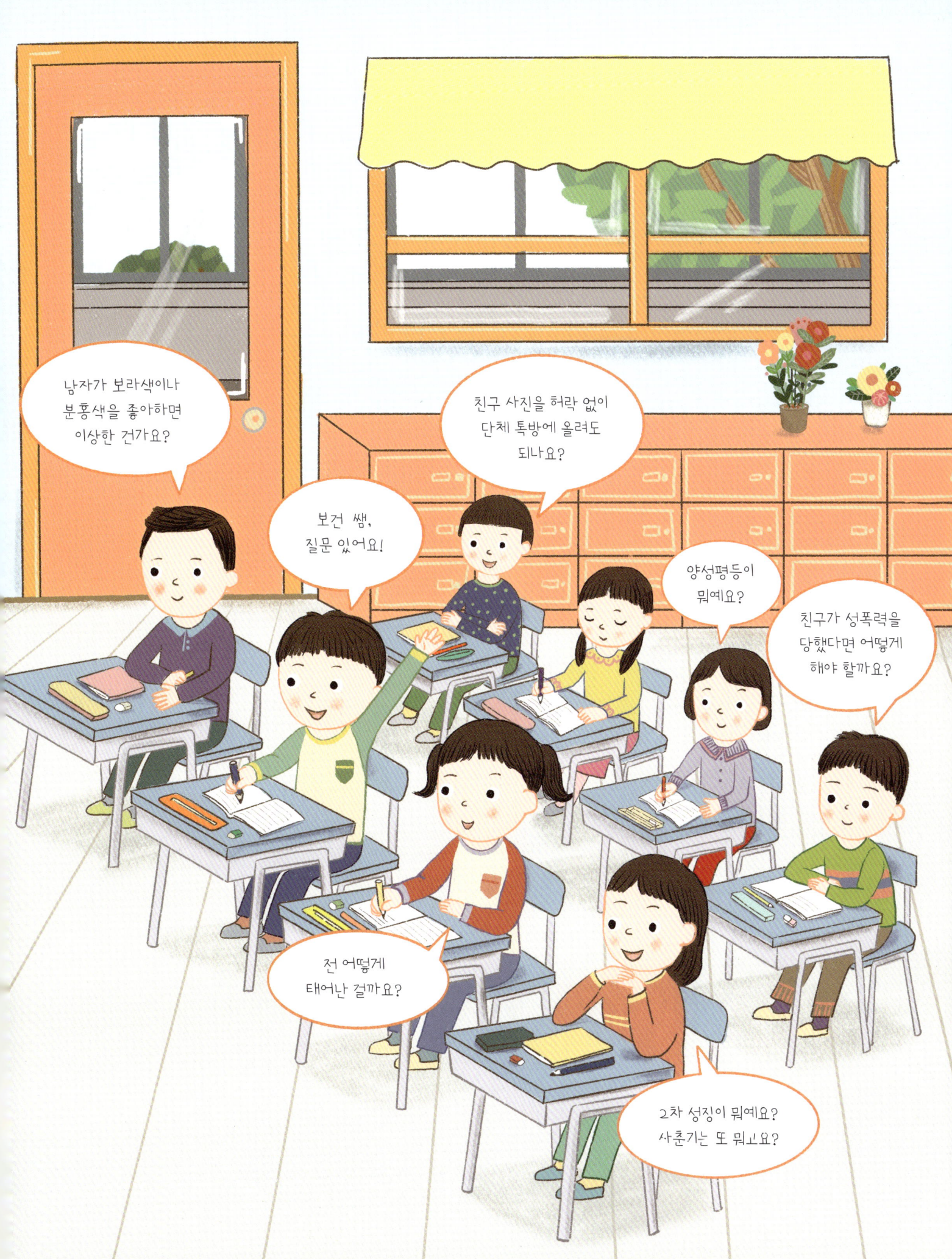

배움 노트 소개

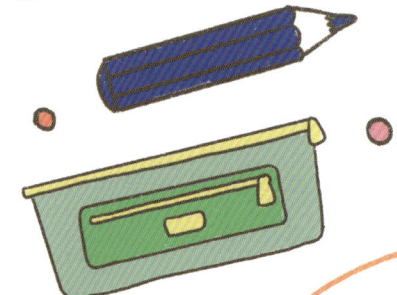
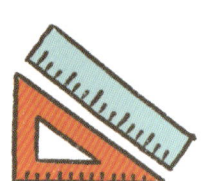

나운이의 배움 노트

배움 노트 주제	성교육
배움 노트 목표	성에 관한 지식을 올바르게 이해하고, 성 주체성을 가지며 서로를 존중하는 가치관을 형성할 수 있어요.

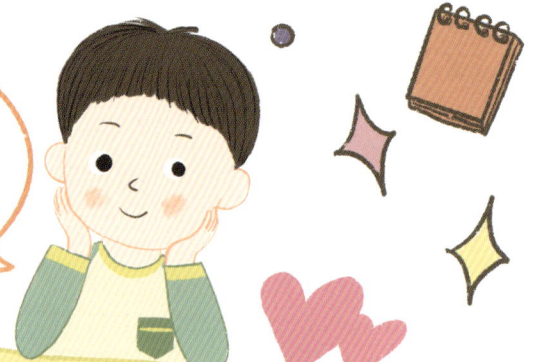

안녕? 나는 나운이야.
학교에서 성교육을 받을 때마다
배운 것들을 배움 노트에 꼼꼼히 정리했어.
멋지고 당당한 내가 되려면 꼭 알아야 할 것들을
솔직하고, 재미있게 그리고 알차게
담았으니 기대해도 좋아!

배움 노트를 만드는 데 도움을 준 사람

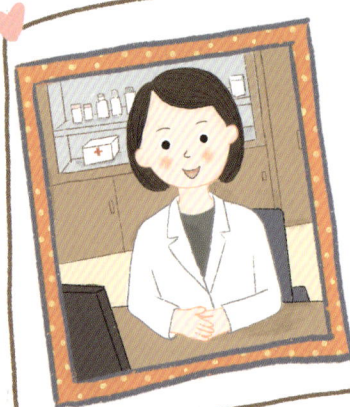

우리 학교 보건 쌤

성교육이 무엇인지 알려 주시고, 궁금한 것도 친절하게 답해 주신 쌤 덕분에 배움 노트를 만들 수 있었어요. 정말 감사해요!

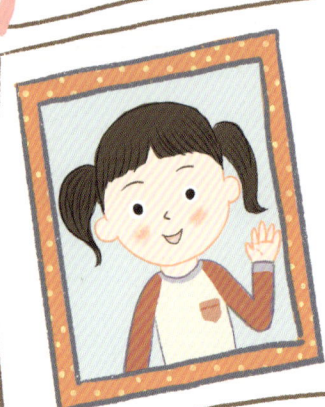

그리고 나랑 쌍둥이, 다운이

티격태격할 때도 있었지만 서로 머리를 맞대고 배움 노트를 함께 만들었던 시간들이 참 소중했어. 고마워. 다운아!

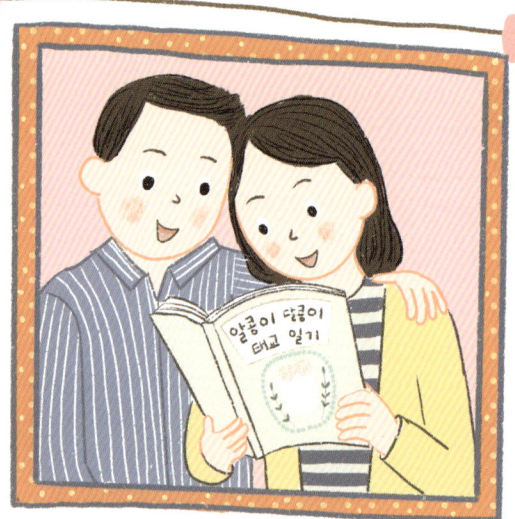

마지막으로 우리 엄마와 아빠

무엇보다 배움 노트를 만들 수 있었던 건 저를 건강하게 낳아 주시고 사랑으로 키워 주신 엄마 아빠 덕분이에요. 사랑해요!

배움 노트를 읽는 순서

1교시 나는 궁금해!

- 7 사랑으로 생겨난 나
- 8 엄마 배에서 나왔어!
- 10 성장하고 발달하는 나
- 12 비밀에 싸인 내 몸
- 14 내 몸이 자꾸 변해!
- 16 자연스러운 내 몸
- 18 오락가락 내 마음

2교시 우리는 소중해!

- 21 내가 소중하다고?
- 22 자아 존중감을 높이자!
- 24 경계를 존중하자!
- 26 차별하지 말자!
- 28 친구도 소중해!
- 30 이성 친구를 사귀려면?

3교시 가족 또한 소중해!

- 33 관계로 맺어진 가족
- 34 모두 소중한 가족이야!
- 36 성평등을 지키는 가족
- 38 성 예절을 지키는 가족

4교시 성폭력을 조심해!

- 41 상처가 되는 성폭력
- 42 모두 성폭력이야!
- 44 성폭력을 대처하는 방법

이 노트가 여자아이들한테 비밀이냐고? 아니야. 다른 성에 대해 아는 건 중요해. 그래야 서로 존중할 수 있어!

나는 궁금해!

난 나에 대해 궁금한 게 너무 많아.
몸도 마음도 다 궁금해.
성교육 시간에 보건 쌤한테
배운 것들을 하나하나
꼼꼼히 적어 볼 거야!

- 나는 어떻게 생겨났을까?
- 내 몸은 비밀투성이 같아.
- 엄마 배 속에서 난 어떻게 자랐을까?
- 나도 아빠처럼 수염이 날까?
- 나도 언젠가는 할아버지가 되겠지?
- 내 몸과 마음이 자꾸 변해. 왜 이럴까?

사랑으로 생겨난 나

아빠와 엄마가 사랑을 해서 하나가 되면 내가 생겨난대. 아빠 몸속의 정자와 엄마 몸속의 난자가 만나 수정란이 돼.

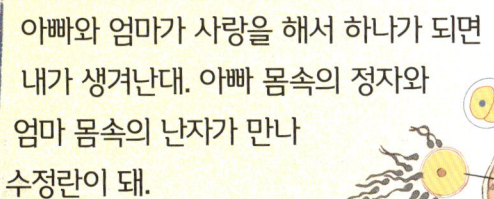

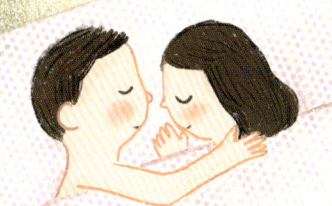

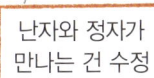

난자와 정자가 만나는 건 수정

수정란이 엄마 자궁에 자리 잡는 건 착상

엄마 몸속에 자리 잡은 수정란은 엄마한테 영양분을 받고 자라면서 태아가 되는데, 그게 바로 **임신**이래. 그렇게 내가 생긴 거야!

쌍둥이는 어떻게 생길까?

엄마 몸속에서 두 개의 난자가 나와서 각각 수정되면 쌍둥이가 돼. 성별이 같을 수도 있고, 다를 수도 있어. 나와 다운이처럼! 우린 이란성 쌍둥이야. 또, 하나의 수정란이 분리되면서 각각 태아가 되는 경우도 있대. 바로 일란성 쌍둥이야.

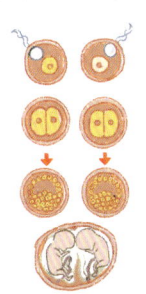

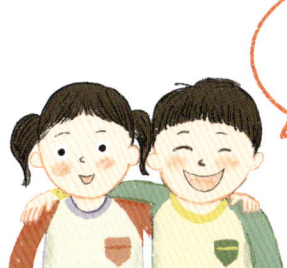

우린 이란성 쌍둥이! 성별도 얼굴도 달라.

우린 일란성 쌍둥이! 성별과 얼굴이 똑같아.

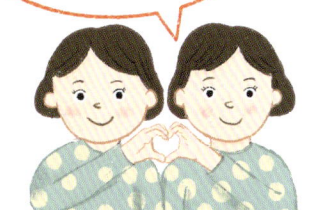

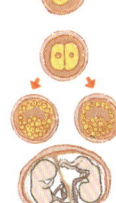

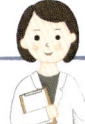

보건 쌤! 엄마 아빠가 어떻게 하나가 되나요?

두 물체를 단단하게 고정할 때 쓰이는 볼트와 너트가 맞물린 모양을 떠올려 보아요. 아빠의 음경과 엄마의 질구가 볼트와 너트처럼 합쳐지면 하나가 되어 엄마의 난자와 아빠의 정자가 만날 수 있어요.

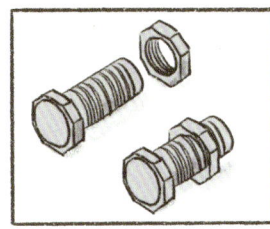

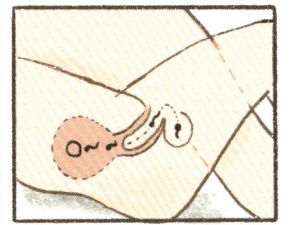

엄마 배에서 나왔어!

난 엄마 배 속에서 열 달을 살았어. 그리고 **출산**이라는 과정을 통해 세상에 쑥 나왔지!

"우리 엄마가 쓴 태교 일기 한번 볼래?"

알콩이 달콩이 2개월째

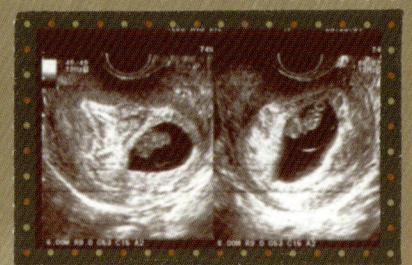

우리 알콩이 달콩이는 엄지손가락보다도 작은데 심장 소리는 어찌나 힘차던지, 엄마 가슴도 감동으로 콩닥콩닥했단다!

임신 초기: 8주(2개월)

평균 크기: 약 2센티미터
몸무게: 약 4그램

뇌세포가 발달하고,
팔다리가 나오기 시작해.

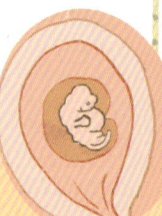

알콩이 달콩이 5개월째

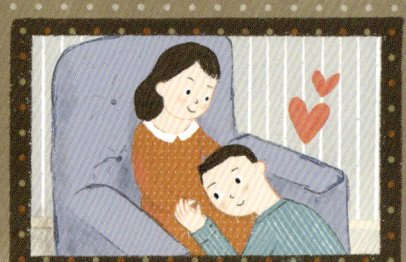

오늘 알콩이 달콩이 성별을 알게 되었어. 배 속에서 사이좋게 지내라고 했더니 알아들었다는 듯이 발로 툭툭 신호를 줘서 엄청 신기했단다.

임신 중기: 20주(5개월)

키: 약 15~20센티미터
몸무게: 약 300그램

후각, 미각, 청각, 시각, 촉각 등
감각이 발달하고, 태동이 느껴진대.

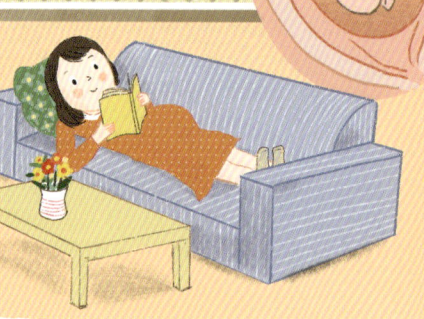

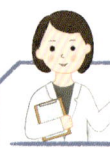

보건 쌤! 배 속에 있는데 어떻게 아들인지 딸인지 알 수 있어요?

초음파로 배 속의 태아 모습을 살펴볼 수 있어요. 또한, 성별은 우리 몸을 이루는 세포의 염색체 가운데 성염색체에 의해 결정되는데, 알파벳 모양에 따라 X 염색체, Y 염색체로 불러요. 남자는 XY 염색체, 여자는 XX 염색체의 배열로 이루어져서 성별을 알 수 있지요.

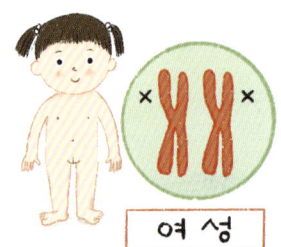
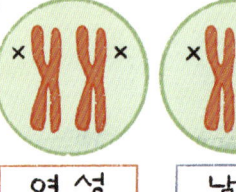
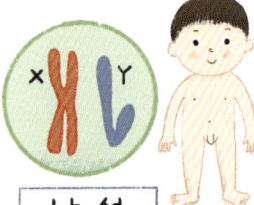

여성 / 남성

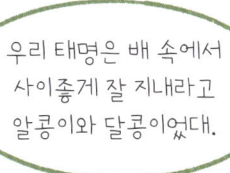

우리 태명은 배 속에서 사이좋게 잘 지내라고 알콩이와 달콩이었대.

알콩이 달콩이 8개월째

엄마 몸무게가 나날이 늘어나고 있어.
알콩이 달콩이가 쑥쑥 자라고 있다는 증거겠지?
아빠가 날마다 읽어 주는 동화는 잘 듣고 있지?

임신 후기: 32주(8개월)

키: 약 40~42센티미터
몸무게: 약 1.1~1.7킬로그램

청력과 시력이 완전히 발달하고,
골격이 거의 완성돼.

알콩이 달콩이 출산 직전

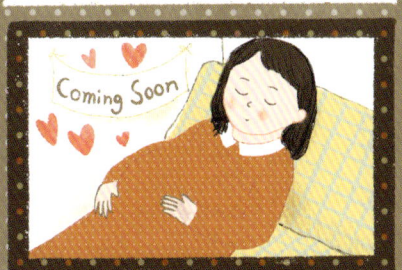

배가 많이 나와서 허리가 아프지만,
너희를 곧 만날 생각에 하루하루 기대된단다.
서로 건강하게 만나자꾸나.

출산 시기: 40주(10개월)

키: 약 45~50센티미터
몸무게: 약 2.5~3.4킬로그램

다 자란 태아는 자궁과 연결된 질로
머리, 어깨, 몸통 순으로 세상에 나와.

알콩이 달콩이 태어난 날

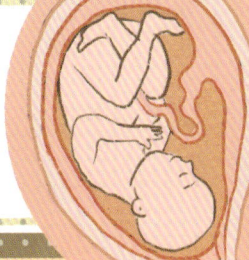

드디어 우리 알콩이 달콩이를 만났어!
엄마는 오랜 진통 끝에 제왕 절개 수술로
너희를 낳았단다. 엄마 품에 안긴 너희는
마치 천사 같았지. 엄마 아빠한테
건강하게 와 줘서 고마워!

엄마! 나와 다운이를 낳느라 많이 힘들었죠?
더군다나 제왕 절개로 우리를 낳았다니!
보건 쌤이 제왕 절개는 배를 가르고 아기를 꺼내는
수술이라고 그러던데……. 얼마나 많이 아팠을까!
나와 다운이를 건강하게 낳아 주시고,
사랑으로 키워 주셔서 감사합니다.
엄마 아빠, 사랑해요!
    – 나운이가

성장하고 발달하는 나

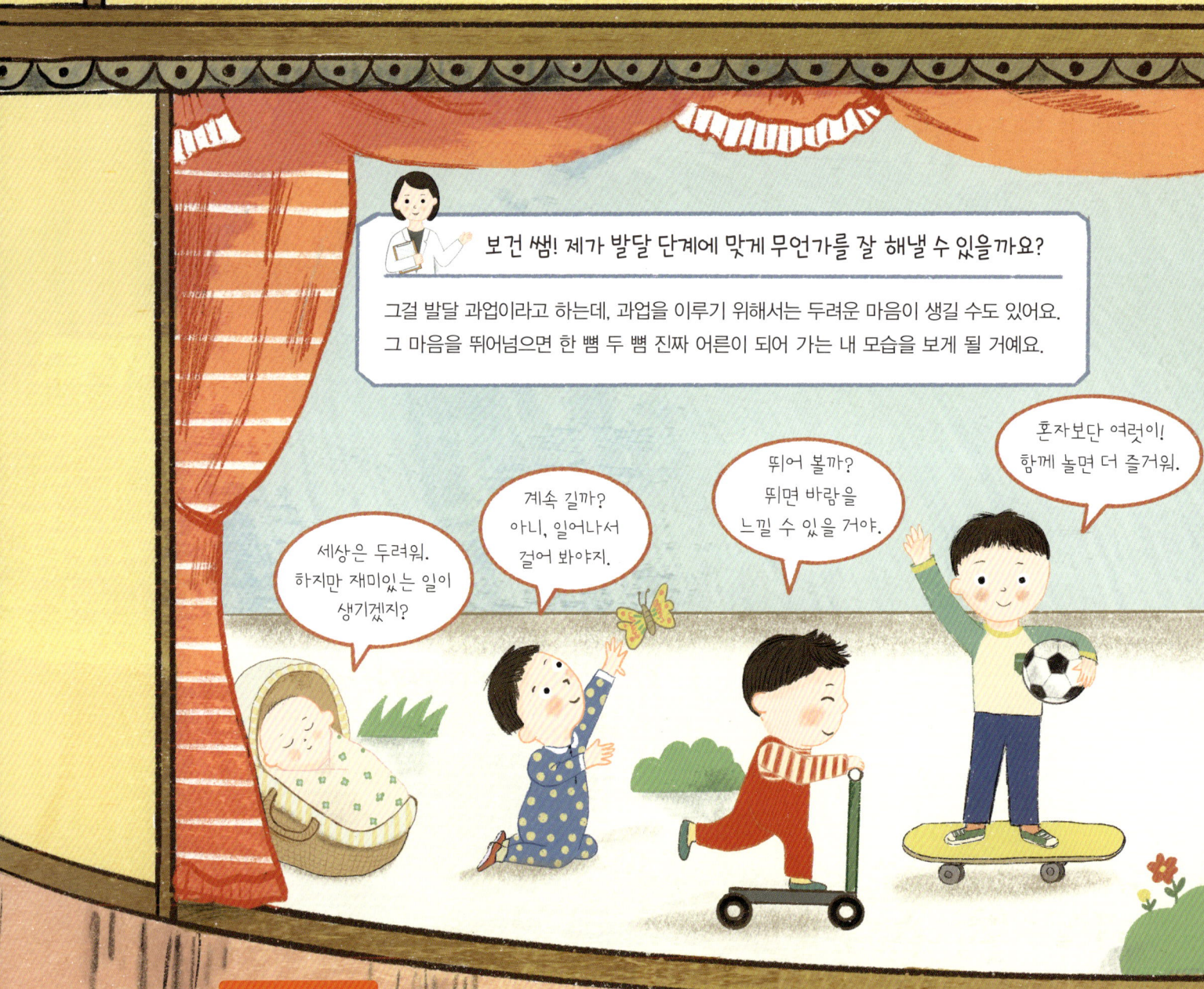

보건 쌤! 제가 발달 단계에 맞게 무언가를 잘 해낼 수 있을까요?

그걸 발달 과업이라고 하는데, 과업을 이루기 위해서는 두려운 마음이 생길 수도 있어요. 그 마음을 뛰어넘으면 한 뼘 두 뼘 진짜 어른이 되어 가는 내 모습을 보게 될 거예요.

세상은 두려워. 하지만 재미있는 일이 생기겠지?

계속 길까? 아니, 일어나서 걸어 봐야지.

뛰어 볼까? 뛰면 바람을 느낄 수 있을 거야.

혼자보단 여럿이! 함께 놀면 더 즐거워.

신생아 — 태어나 4주까지
스스로 숨을 쉬고, 영양을 섭취하여 세상 변화에 적응하는 시기

영아 — 2개월~12개월까지
영양을 섭취하고, 대소변을 보는 것과 스킨십을 통해 성격을 형성하는 시기

유아 — 13개월~만 6세까지
뛰기, 기어오르기 등의 운동 기능과 언어가 급속하게 발달되는 시기

아동 — 만 7세~13세 미만
생활 습관을 기르고, 하나의 인격체로서 커 가는 시기

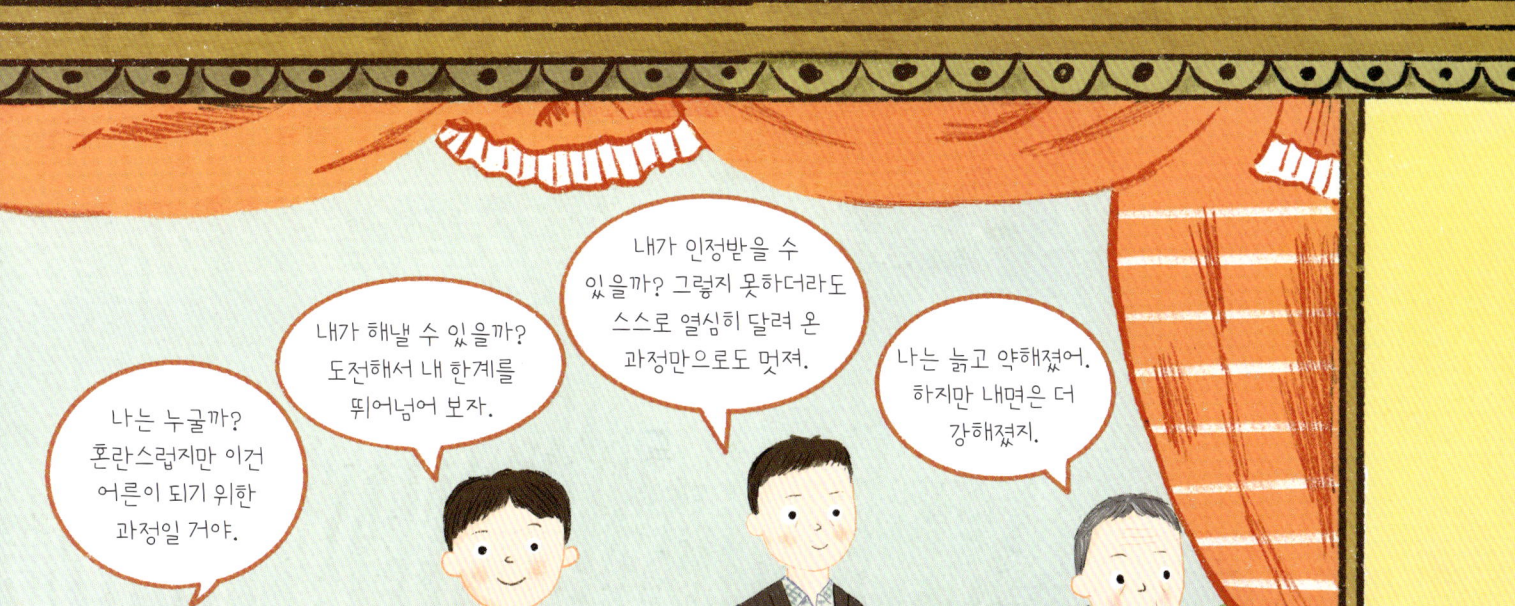

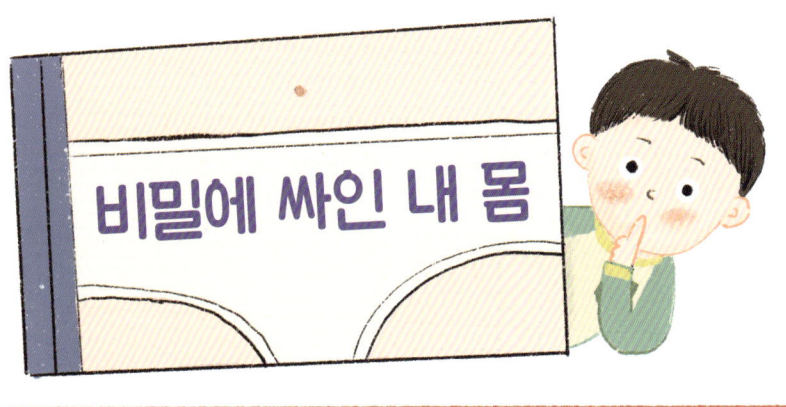

내 몸의 비밀을 파헤칠 시간이야. 팬티로 보호하고 있는 생식기를 살펴볼 거거든. **생식기**는 어른이 되어서 아기를 만드는 데 꼭 필요한 기관이야.

생식기는 어떻게 생겼을까?

생식기는 외부 생식기와 내부 생식기로 나눌 수 있어.

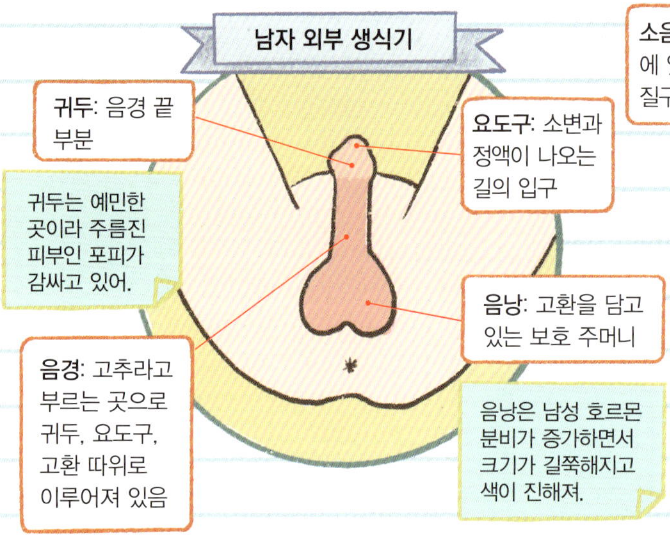

남자 외부 생식기

- **귀두**: 음경 끝 부분
- 귀두는 예민한 곳이라 주름진 피부인 포피가 감싸고 있어.
- **요도구**: 소변과 정액이 나오는 길의 입구
- **음낭**: 고환을 담고 있는 보호 주머니
- **음경**: 고추라고 부르는 곳으로 귀두, 요도구, 고환 따위로 이루어져 있음
- 음낭은 남성 호르몬 분비가 증가하면서 크기가 길쭉해지고 색이 진해져.

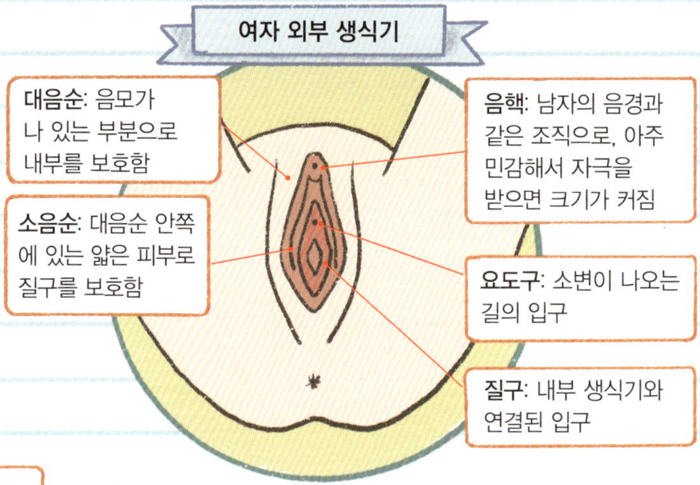

여자 외부 생식기

- **대음순**: 음모가 나 있는 부분으로 내부를 보호함
- **소음순**: 대음순 안쪽에 있는 얇은 피부로 질구를 보호함
- **음핵**: 남자의 음경과 같은 조직으로, 아주 민감해서 자극을 받으면 크기가 커짐
- **요도구**: 소변이 나오는 길의 입구
- **질구**: 내부 생식기와 연결된 입구

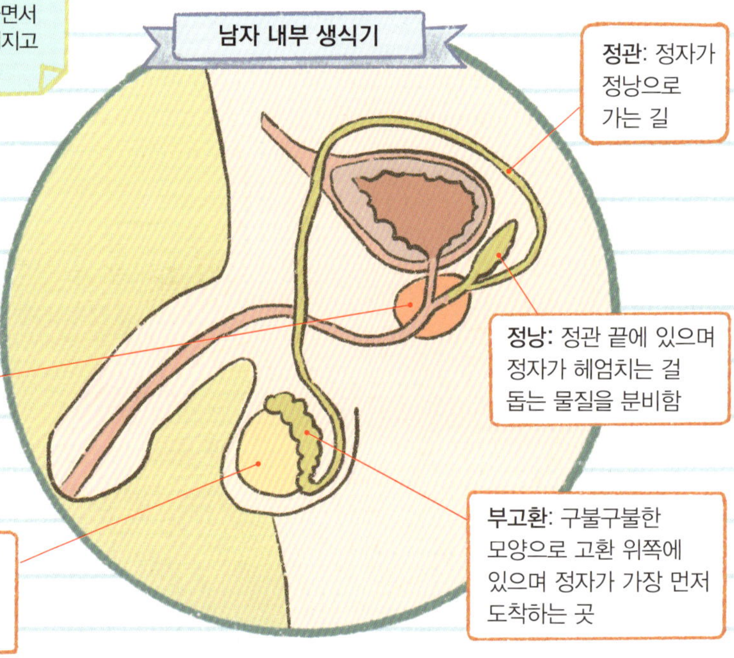

★ 생식기는 중요한 부분이니까 소중하게 다루어야 해!

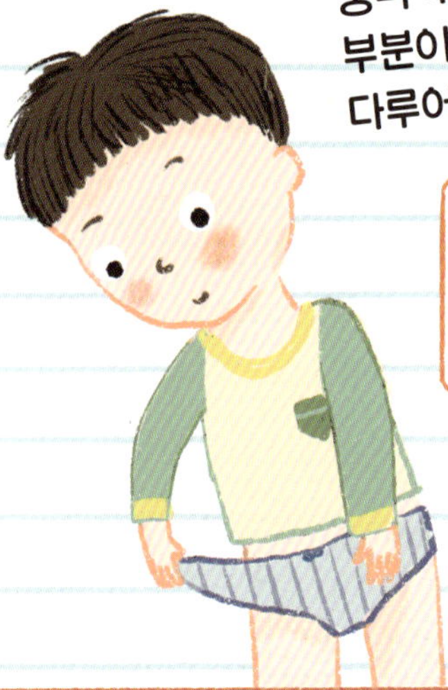

남자 내부 생식기

- **정관**: 정자가 정낭으로 가는 길
- **정낭**: 정관 끝에 있으며 정자가 헤엄치는 걸 돕는 물질을 분비함
- **전립선**: 아랫배 가운데 있으며 유백색의 액체를 분비해서 정자의 운동을 활발하게 함
- **고환**: 정자를 만들고 남성 호르몬을 분비하는 곳
- **부고환**: 구불구불한 모양으로 고환 위쪽에 있으며 정자가 가장 먼저 도착하는 곳

생식기는 사람마다 모습이 다 달라!
모양도 크기도 제각각 다르지만 모두 정상이야.

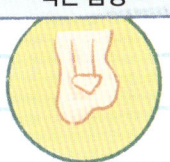
작은 음경

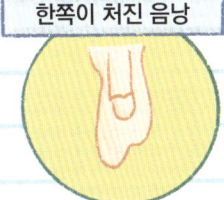
한쪽이 처진 음낭

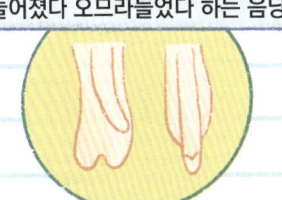
늘어졌다 오므라들었다 하는 음낭

음경 길이는 평균 11~17센티미터로, 사춘기 때 더 자라니까 작다고 걱정 마. 그리고 음낭은 한쪽이 처져 있어서 고환끼리 덜 부딪치고, 더울 때는 늘어지고 추울 때는 오므라들면서 온도를 조절해.

여기서 잠깐! 정자와 난자는 어떻게 만날까?

고환에서 나온 약 3억 개의 정자는 길이 약 0.05밀리미터의 올챙이 모양으로 머리에는 아빠의 유전 물질이 들어 있어. 정자는 꼬리를 흔들어서 난자를 향해 헤엄쳐 가지.

난자는 한 달에 한 번 여자의 내부 생식기인 난소에서 나와. 난자는 지름 약 0.2밀리미터의 원 모양이야. 난자를 둘러싼 난자 투명대는 하나의 정자가 들어와서 수정이 되면 다른 정자가 못 들어오게 막아.

남녀 생식기가 다르니 소변 누는 방법도 달라!

여자는 앉아서, 남자는 서서 소변을 누는 게 편해. 하지만 남자도 앉아서 소변을 볼 수 있어.

앉아서 소변을 볼 때는 음경을 눌러서 변기 안으로 향하게 하면 밖으로 튀지 않아!

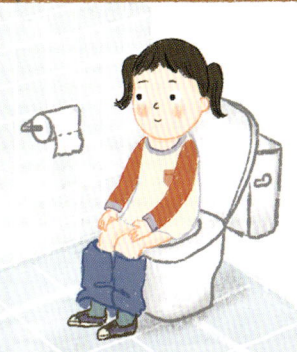
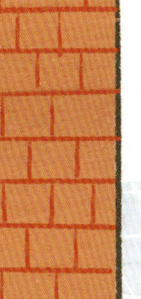
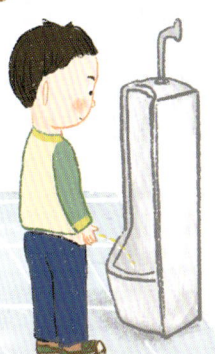
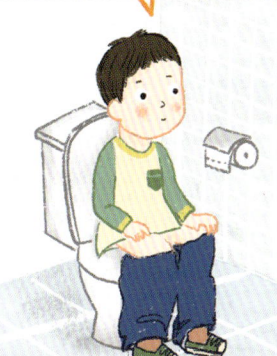
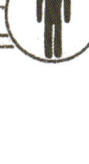

내 몸이 자꾸 변해!

사춘기라는 말은 많이 들어봤지?
사춘기는 몸과 마음이 어른이 되어 가는 시기를 말해.
이 시기에는 **2차 성징**이 나타나면서 내 몸이 변해 가.

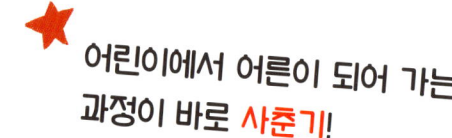
어린이에서 어른이 되어 가는 과정이 바로 **사춘기**!

2차 성징이 오면 내 몸이 어떻게 변할까?

성호르몬 영향으로 남자는 남자처럼, 여자는 여자처럼 보이는 특징이 두드러져.

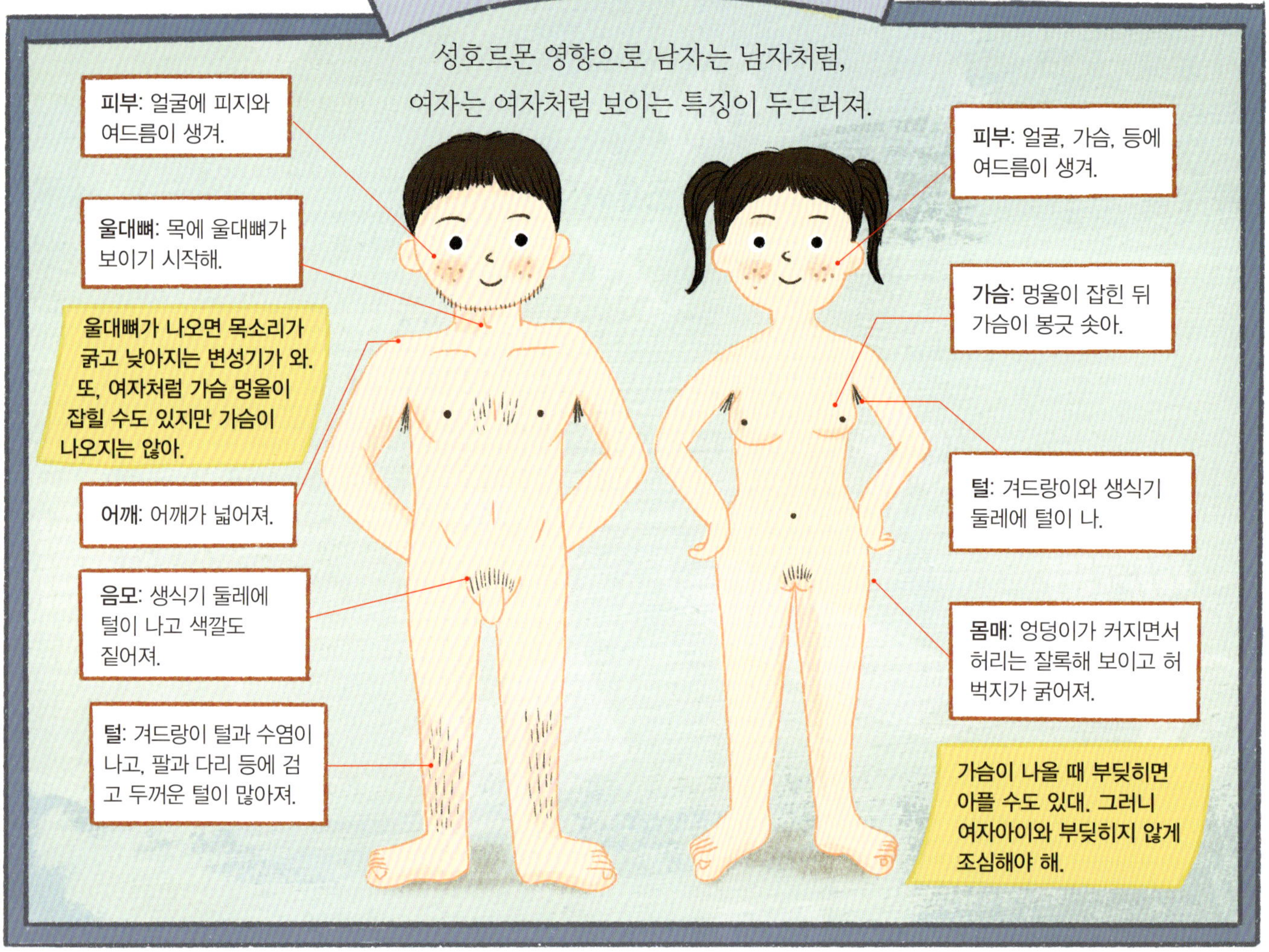

피부: 얼굴에 피지와 여드름이 생겨.

울대뼈: 목에 울대뼈가 보이기 시작해.

울대뼈가 나오면 목소리가 굵고 낮아지는 변성기가 와. 또, 여자처럼 가슴 멍울이 잡힐 수도 있지만 가슴이 나오지는 않아.

어깨: 어깨가 넓어져.

음모: 생식기 둘레에 털이 나고 색깔도 짙어져.

털: 겨드랑이 털과 수염이 나고, 팔과 다리 등에 검고 두꺼운 털이 많아져.

피부: 얼굴, 가슴, 등에 여드름이 생겨.

가슴: 멍울이 잡힌 뒤 가슴이 봉긋 솟아.

털: 겨드랑이와 생식기 둘레에 털이 나.

몸매: 엉덩이가 커지면서 허리는 잘록해 보이고 허벅지가 굵어져.

가슴이 나올 때 부딪히면 아플 수도 있대. 그러니 여자아이와 부딪히지 않게 조심해야 해.

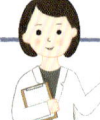 보건 쌤! 그럼 1차 성징은 벌써 왔다 간 건가요?

1차 성징은 사람이 태어날 때부터 생식기 특징으로 남자와 여자가 구별되는 것을 말해요. 성을 구분하는 근거가 되지요.

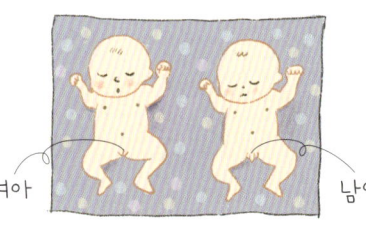
여아 / 남아

내 모습이 이상하게 변할까 봐 걱정이라고?

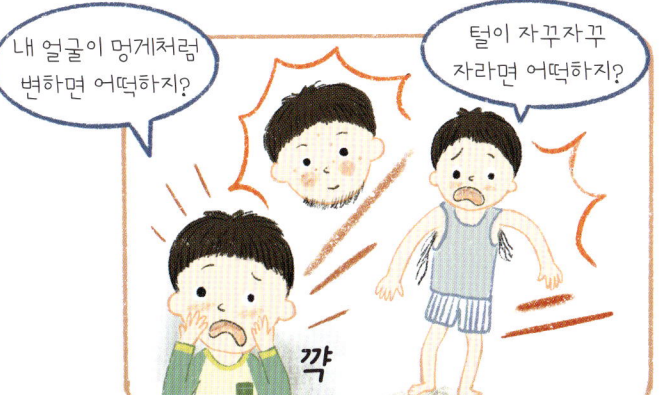

사춘기가 왔는지 궁금하다고?

2차 성징이 왔는지 체크해 봐!
단, 2차 성징의 시기와 속도는 사람마다 다르기 때문에 너무 빠르거나 너무 늦다고 걱정할 필요 없어.

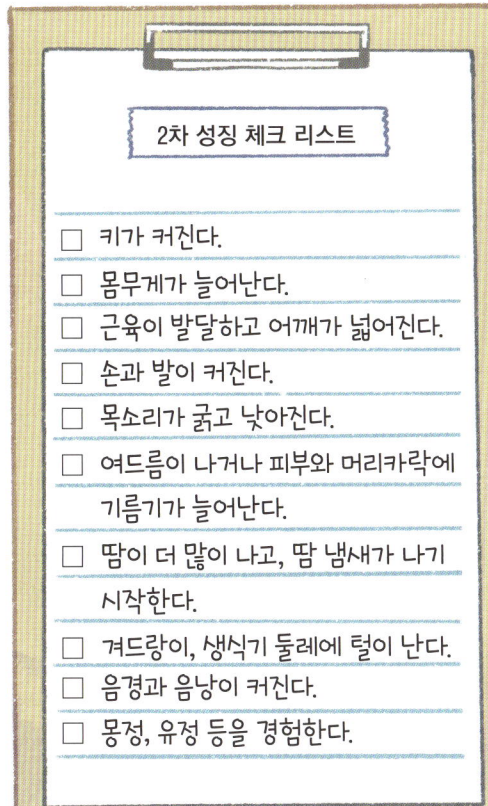

2차 성징 체크 리스트

- ☐ 키가 커진다.
- ☐ 몸무게가 늘어난다.
- ☐ 근육이 발달하고 어깨가 넓어진다.
- ☐ 손과 발이 커진다.
- ☐ 목소리가 굵고 낮아진다.
- ☐ 여드름이 나거나 피부와 머리카락에 기름기가 늘어난다.
- ☐ 땀이 더 많이 나고, 땀 냄새가 나기 시작한다.
- ☐ 겨드랑이, 생식기 둘레에 털이 난다.
- ☐ 음경과 음낭이 커진다.
- ☐ 몽정, 유정 등을 경험한다.

면도는 어떻게 하냐고?

먼저 면도기부터 고르고, 조심스럽게 면도를 하면 돼. 면도기는 날이 많을수록 깔끔하게 면도가 되지만 피부에 자극을 줄 수 있어. 전기면도기는 편리하고 상처가 나지 않지만 깨끗이 관리해야 해.

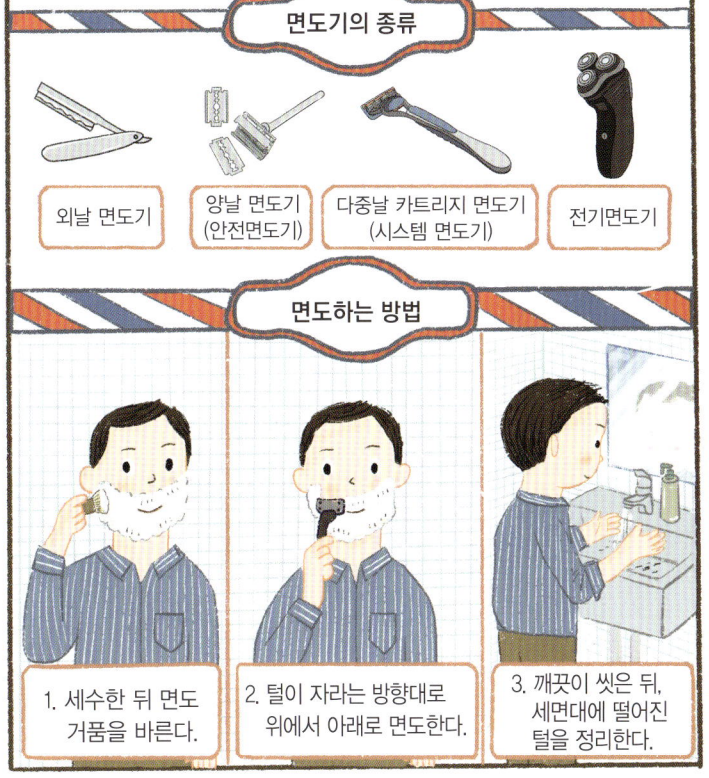

면도기의 종류
- 외날 면도기
- 양날 면도기 (안전면도기)
- 다중날 카트리지 면도기 (시스템 면도기)
- 전기면도기

면도하는 방법
1. 세수한 뒤 면도 거품을 바른다.
2. 털이 자라는 방향대로 위에서 아래로 면도한다.
3. 깨끗이 씻은 뒤, 세면대에 떨어진 털을 정리한다.

자연스러운 내 몸

사춘기가 되면 갑자기 음경이 커지면서 꼿꼿하게 서기도 하는데 그걸 **발기**라고 해.
정액을 몸 밖으로 내보내기 위해 일어나는 자연스러운 현상이래.

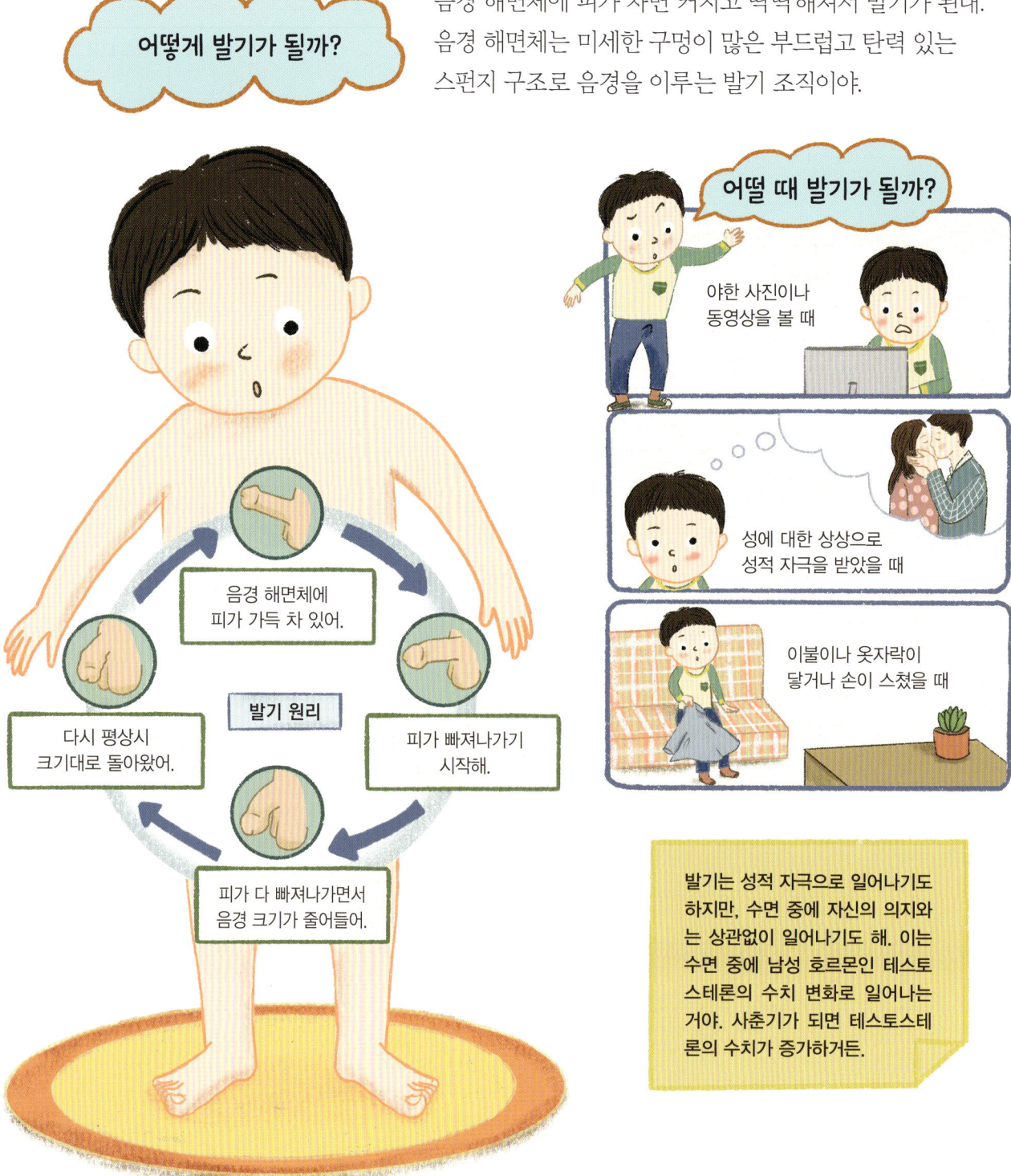

어떻게 발기가 될까?

음경 해면체에 피가 차면 커지고 딱딱해져서 발기가 된대.
음경 해면체는 미세한 구멍이 많은 부드럽고 탄력 있는
스펀지 구조로 음경을 이루는 발기 조직이야.

발기 원리
- 음경 해면체에 피가 가득 차 있어.
- 피가 빠져나가기 시작해.
- 피가 다 빠져나가면서 음경 크기가 줄어들어.
- 다시 평상시 크기대로 돌아왔어.

어떨 때 발기가 될까?
- 야한 사진이나 동영상을 볼 때
- 성에 대한 상상으로 성적 자극을 받았을 때
- 이불이나 옷자락이 닿거나 손이 스쳤을 때

발기는 성적 자극으로 일어나기도 하지만, 수면 중에 자신의 의지와는 상관없이 일어나기도 해. 이는 수면 중에 남성 호르몬인 테스토스테론의 수치 변화로 일어나는 거야. 사춘기가 되면 테스토스테론의 수치가 증가하거든.

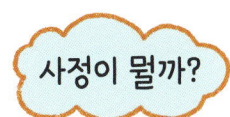 **사정이 뭘까?**

발기가 되었을 때 더 흥분하면 정액이 나와.
그걸 **사정**이라고 해. 사정 또한 자연스러운 생리 현상이야.

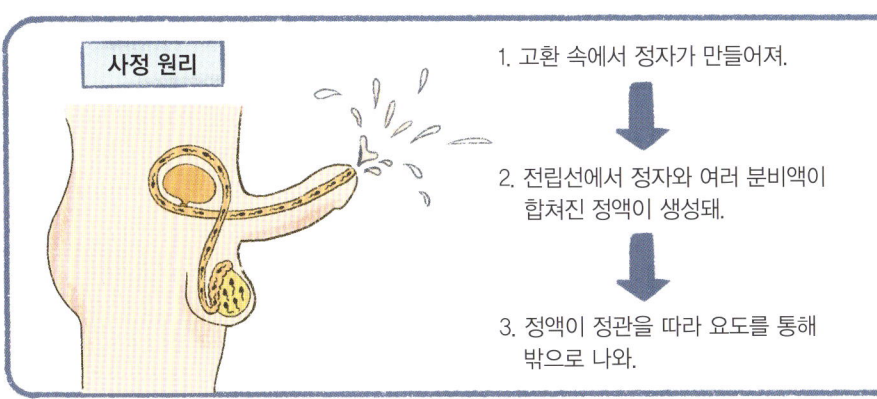

사정 원리
1. 고환 속에서 정자가 만들어져.
2. 전립선에서 정자와 여러 분비액이 합쳐진 정액이 생성돼.
3. 정액이 정관을 따라 요도를 통해 밖으로 나와.

정액: 전립선과 정낭에서 정자 활동을 돕는 물질을 분비하는데 그걸 정액이라고 해. 옅은 크림색이고 특유한 냄새가 나는 끈적이는 액체야.

몽정과 유정, 자위는 뭘까?

몽정은 자면서 사정이 일어나는 것!
유정은 일상생활에서 자기도 모르게 음경이 자극받아 사정이 일어나는 것!
자위는 자신의 생식기를 자극해서 성적으로 즐거운 느낌을 얻는 행동!
몽정도, 유정도, 자위도 모두모두 자연스러운 거야.

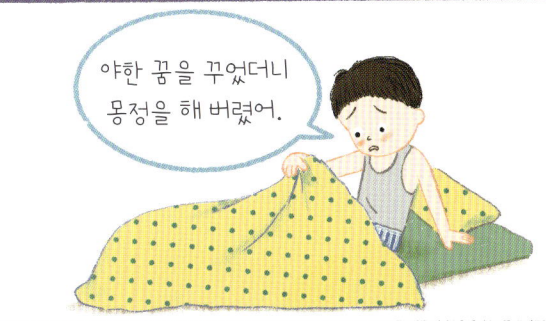

야한 꿈을 꾸었더니 몽정을 해 버렸어.

몽정은 어른처럼 조절 능력이 없어서 청소년기에 흔히 일어나는 거니까 걱정할 필요도, 수치심을 가질 필요도 없대!

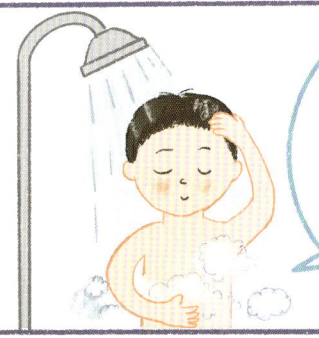

자위는 혼자만의 공간에서 해야 해. 그리고 정액은 깔끔하게 처리하고, 생식기는 깨끗하게 씻어야 해.

자위는 자연스러운 행위지만 야한 동영상 같은 걸 보면서 하거나 다른 일에 방해될 정도로 지나치게 몰두하는 것은 옳지 않아.

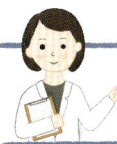 **보건 쌤! 갑자기 발기가 되면 어떡하나요?**

음경은 예민해서 아무런 자극 없이도 갑자기 발기가 되기도 해요. 그럴 때를 대비해서 몸에 붙는 삼각팬티를 입거나 다리 떨기 등 다른 곳으로 집중을 돌리는 것도 하나의 좋은 방법이 되지요.

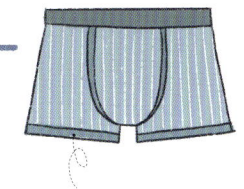 이건 사각팬티

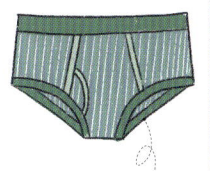 이건 삼각팬티

오락가락 내 마음

사춘기가 오면 몸의 변화와 함께 마음에도 변화가 온대. 어떤 마음의 변화가 생길까?

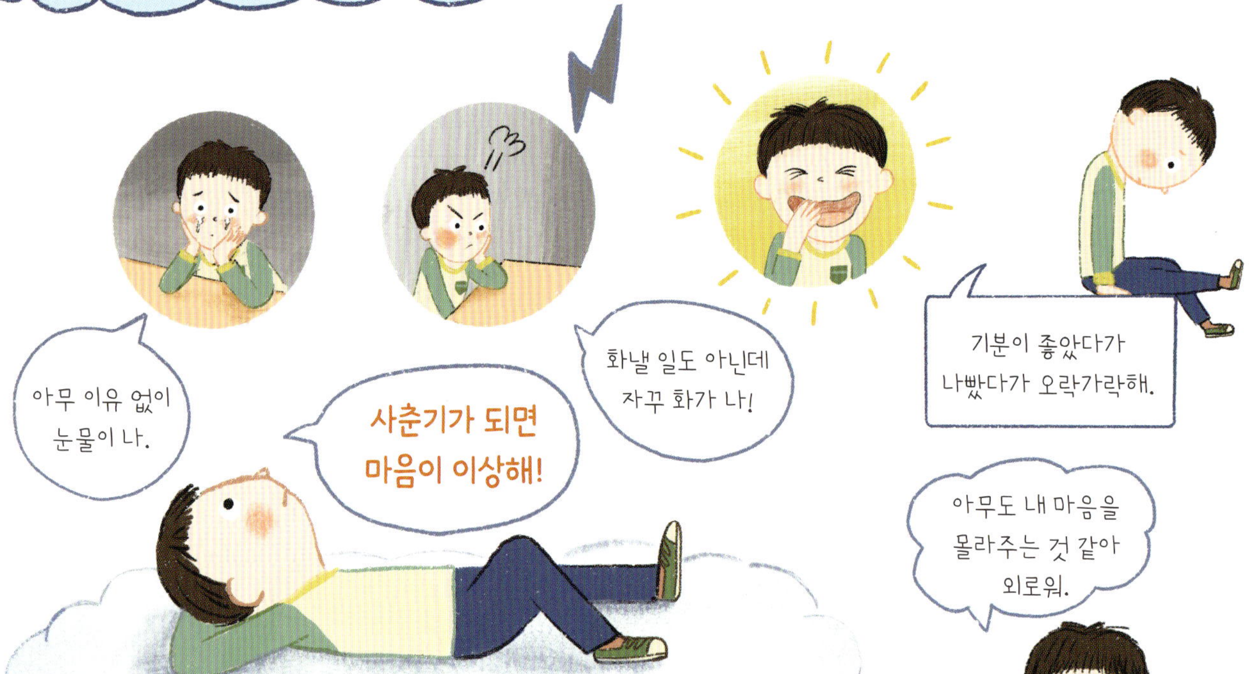

아무 이유 없이 눈물이 나.

화낼 일도 아닌데 자꾸 화가 나!

기분이 좋았다가 나빴다가 오락가락해.

사춘기가 되면 마음이 이상해!

아무도 내 마음을 몰라주는 것 같아 외로워.

이성적인 사고를 책임지는 전두엽이 아직 다 발달되지 않아서 충동적이고 감정적이곤 하는데, 여기에 감정에 영향을 주는 호르몬의 불균형까지 더해져서 그렇대. 그래서 마음이 오락가락, 이유 없이 짜증이 늘고 화가 나는 거지.

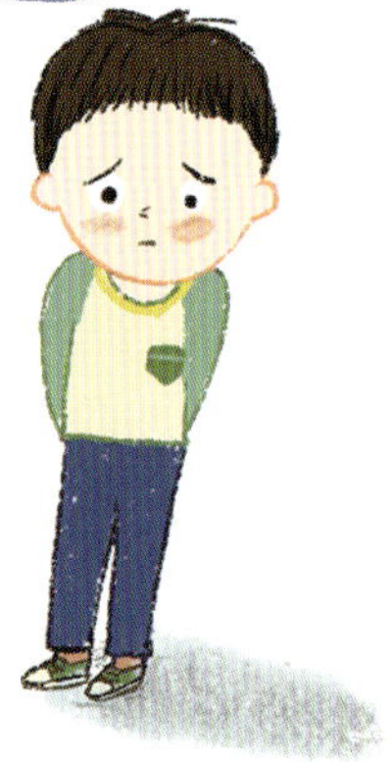

또, 이성에 대한 관심도 생겨!

이성의 몸이 궁금하기도 하고, 이성 친구한테 잘 보이고 싶은 마음도 생겨.

외모에 신경이 쓰이고, 좋아하는 친구가 지나만 가도 가슴이 콩닥콩닥해.

텔레비전에 뽀뽀하는 장면만 봐도 마음이 간질간질해!

야한 사진이나 동영상에 호기심이 생기기도 해.

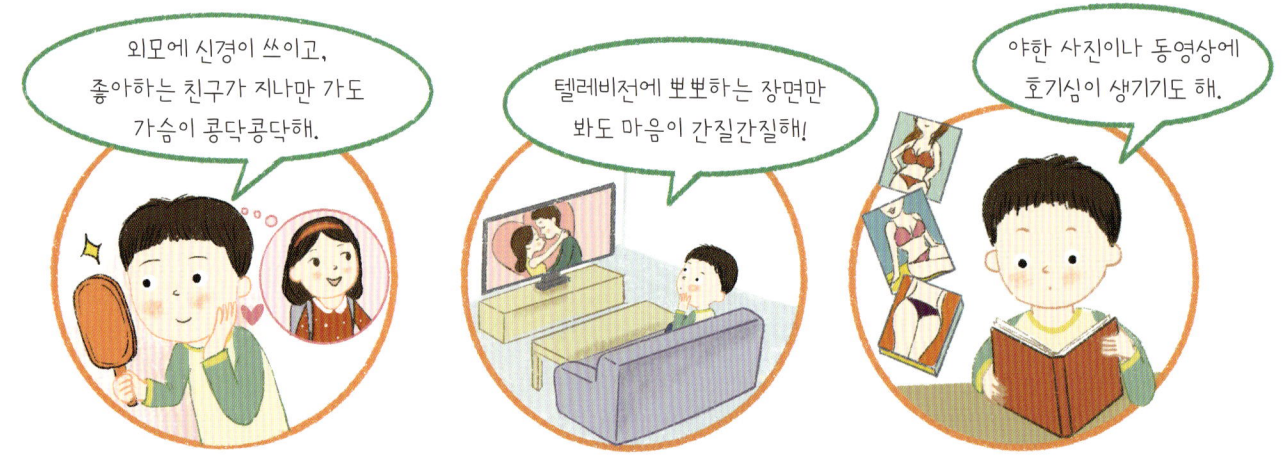

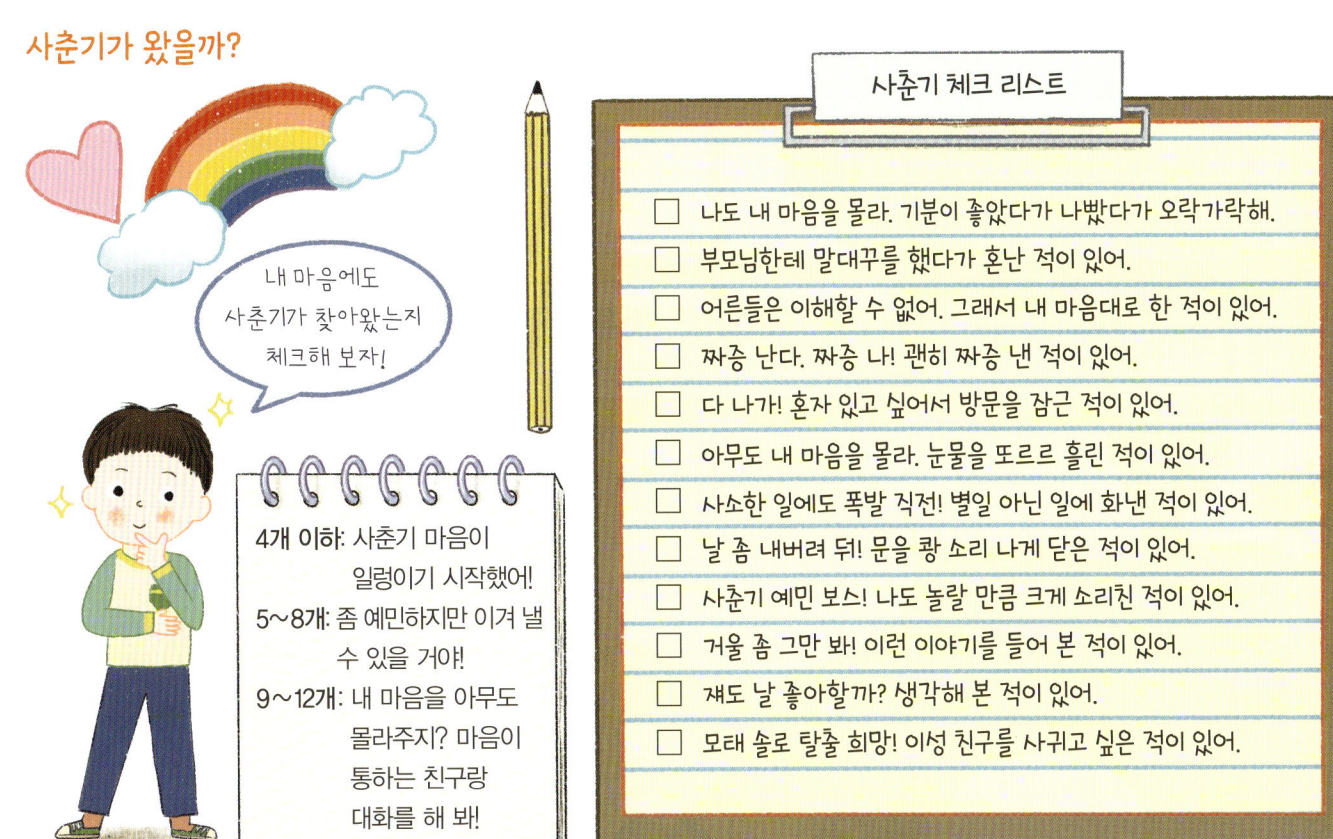

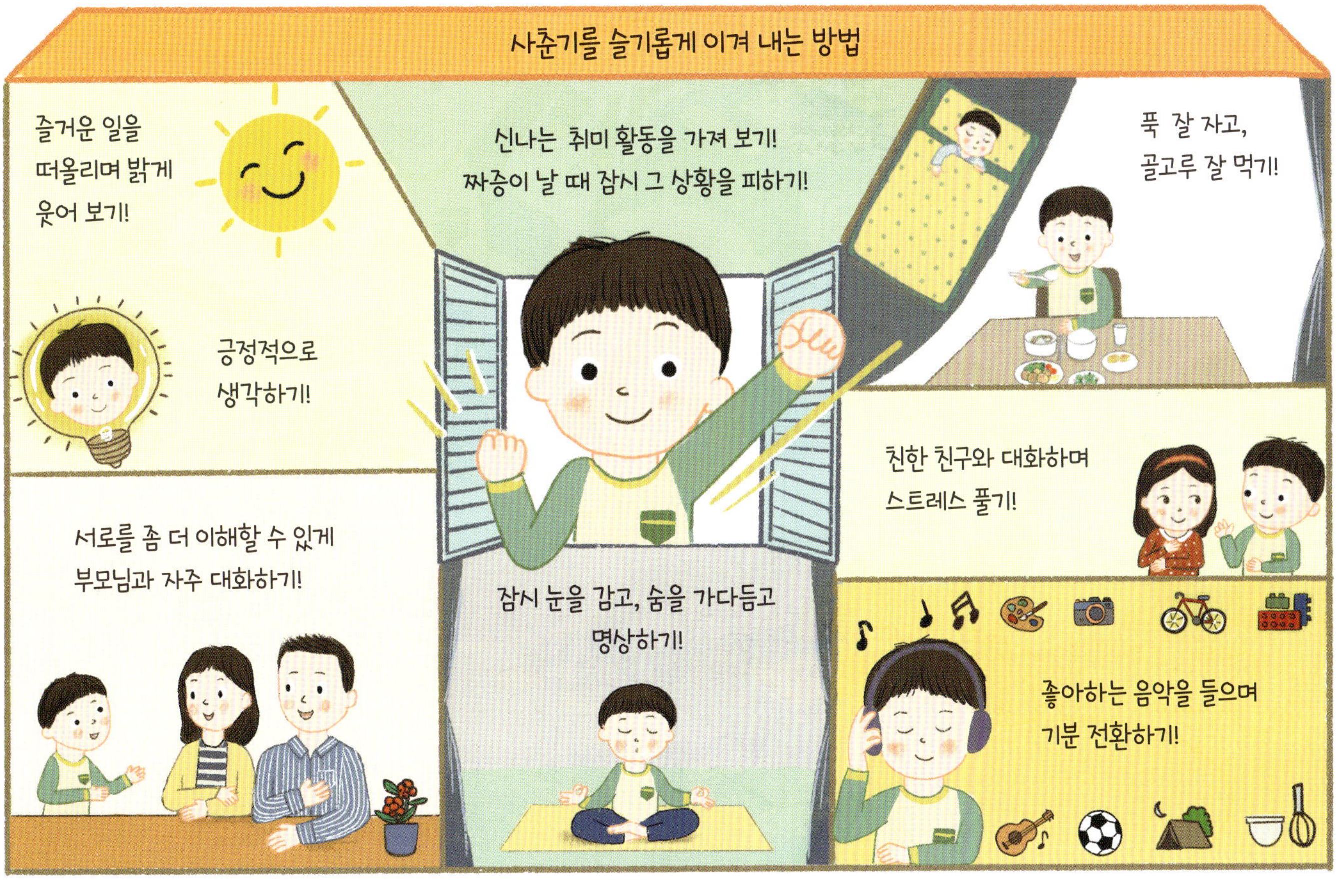

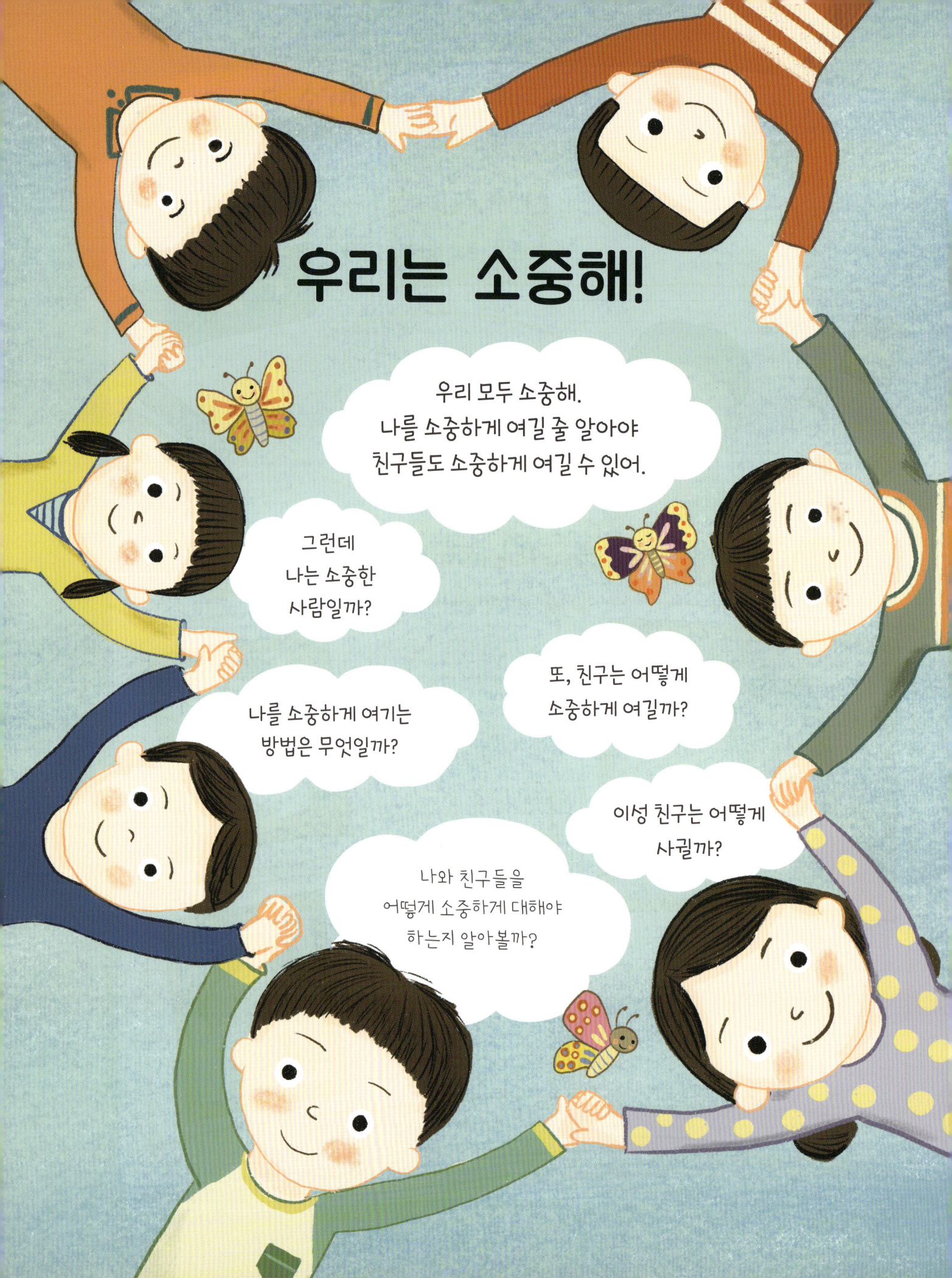

내가 소중하다고?

사춘기가 되면 외모에 관심이 생긴대. 남들에 견주어 내 외모에 불만이 생기기도 하고, 힘이 약하거나 운동을 잘 못해서 의기소침해지기도 해.

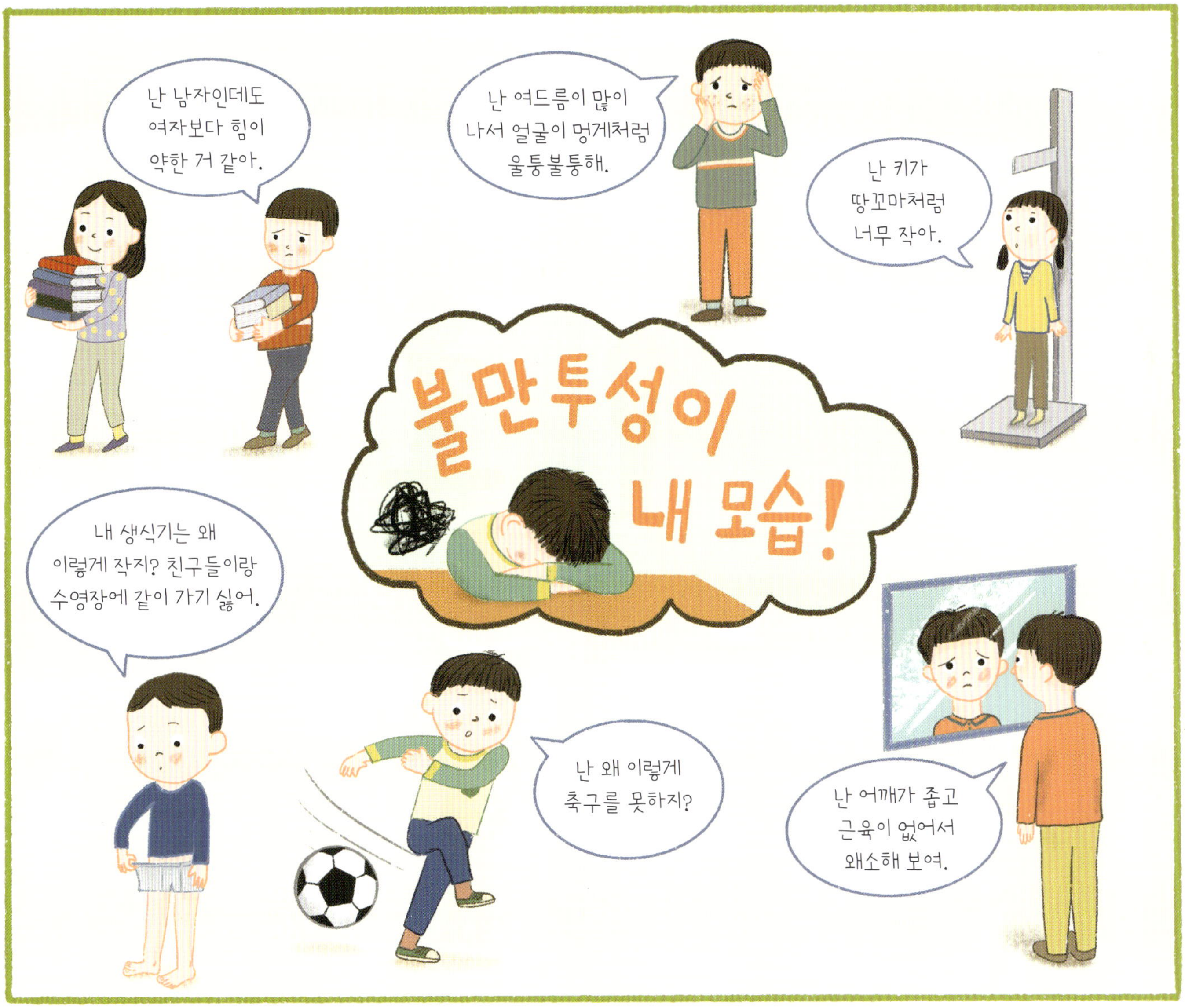

- 난 남자인데도 여자보다 힘이 약한 거 같아.
- 난 여드름이 많이 나서 얼굴이 멍게처럼 울퉁불퉁해.
- 난 키가 땅꼬마처럼 너무 작아.
- 내 생식기는 왜 이렇게 작지? 친구들이랑 수영장에 같이 가기 싫어.
- 난 왜 이렇게 축구를 못하지?
- 난 어깨가 좁고 근육이 없어서 왜소해 보여.

불만투성이 내 모습!

있는 그대로 내 모습을 사랑하자!

사춘기 때 불만투성이 내 모습은 나비가 되기 전에 못생긴 번데기와 같대. 사춘기가 지나면 우린 멋진 나비가 되어 있을 거야. 그러니 지금 모습에 불만을 가질 필요 없어.

우린 하나하나 소중하고 특별해!

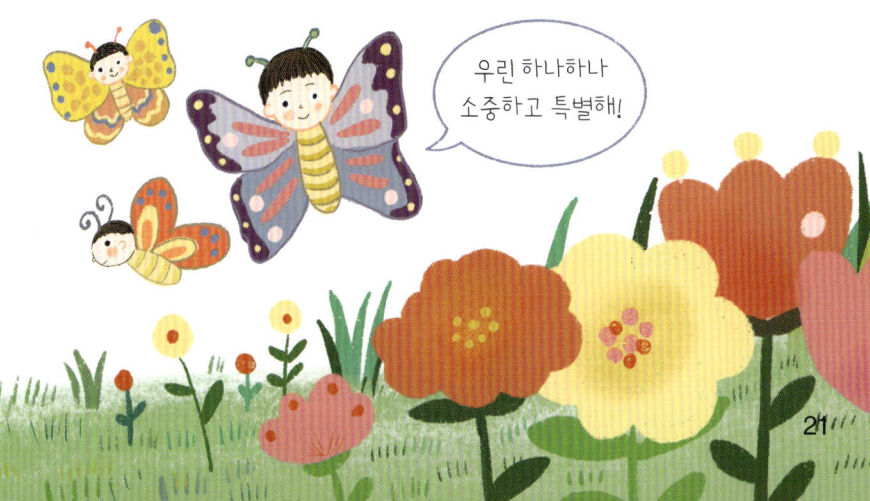

자아 존중감을 높이자!

불만투성이인 나를 아끼는 방법은 먼저 나를 사랑해야 해!
자아 존중감을 높이면 어떤 단점도 "괜찮아!" 하고 웃고 넘길 수 있어.

> 자아 존중감이란 나는 사랑받을 만한 가치가 있는 존재이며, 어떤 일이든지 해낼 수 있는 능력 있는 사람이라고 스스로 믿는 마음!

여드름이 나도 괜찮아!

여드름은 잘 관리하면 없어져. 곧 사과 같은 얼굴이 될 거야.

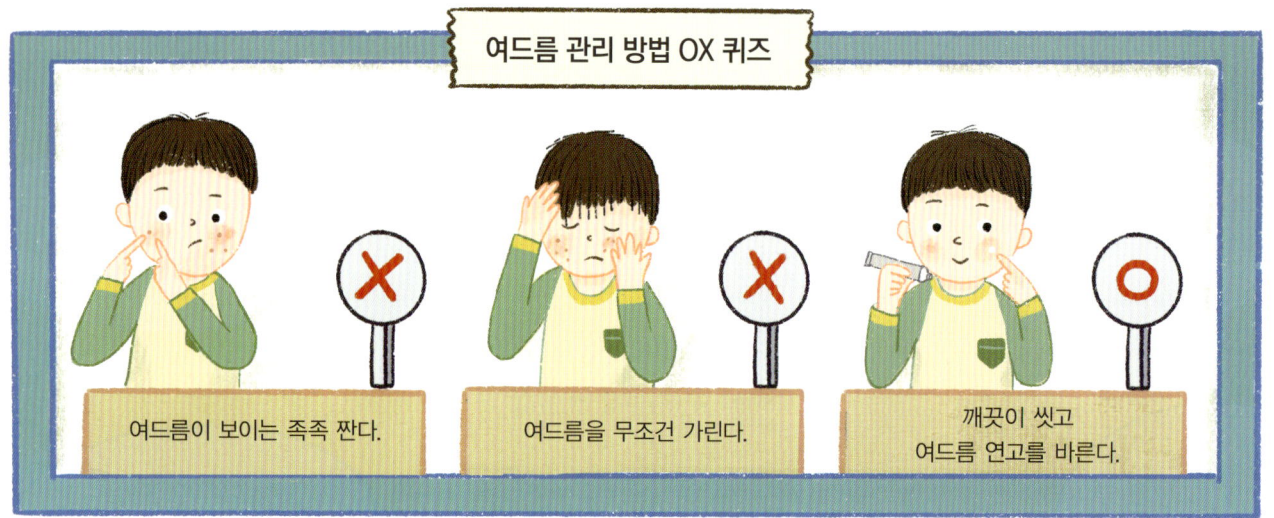

여드름 관리 방법 OX 퀴즈
- 여드름이 보이는 족족 짠다. ✗
- 여드름을 무조건 가린다. ✗
- 깨끗이 씻고 여드름 연고를 바른다. ○

생식기가 작아도 괜찮아!

생식기 크기와 모양은 사람마다 달라.
크기보다 건강하게 관리하는 게 더 중요해.
매일 세수를 하는 것처럼 생식기도
날마다 깨끗이 씻어야 해.
흐르는 물에 귀두를 덮고 있는
포피를 당겨서 씻으면 돼.

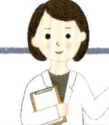

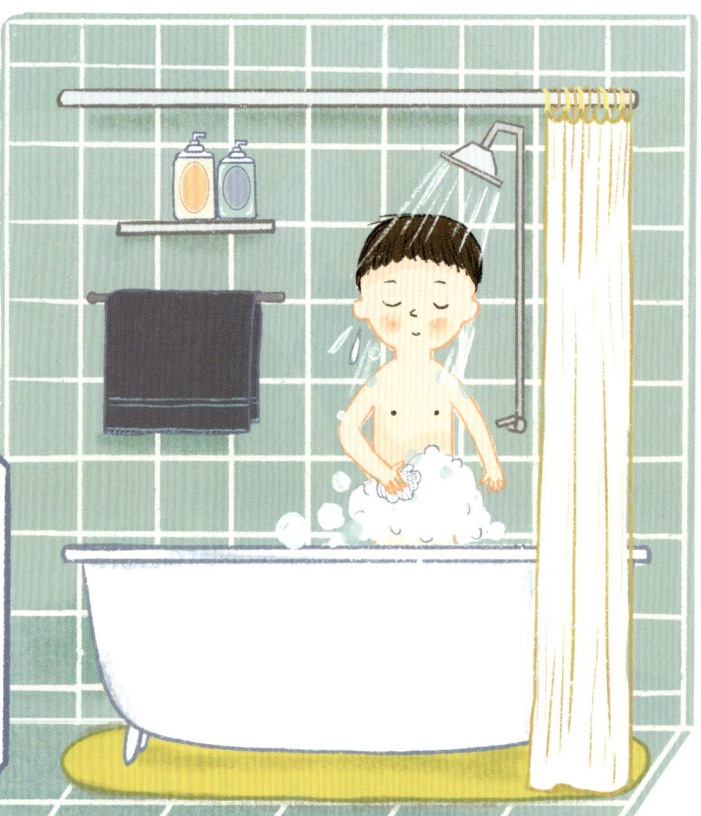

보건 쌤, 포경 수술은 해야 하나요?

사춘기가 되어 발기되거나 손으로 당겨도 귀두가 드러나지 않을 때, 귀두와 포피 사이에 찌꺼기가 끼어서 염증을 일으키기 때문에 포피 부분을 조금 벗겨 내는 포경 수술을 해요. 이런 경우가 아니라면 포경 수술을 꼭 할 필요는 없어요.

키가 작아도 괜찮아!

키가 작으면 어때? 진짜 매력을 가진 멋진 내가 되는 거야!
또한, 사춘기 때는 키가 무럭무럭 자란대. 이때 잘 먹고
잘 자면 유전 키보다 더 쑥쑥 클 수 있을 거야.

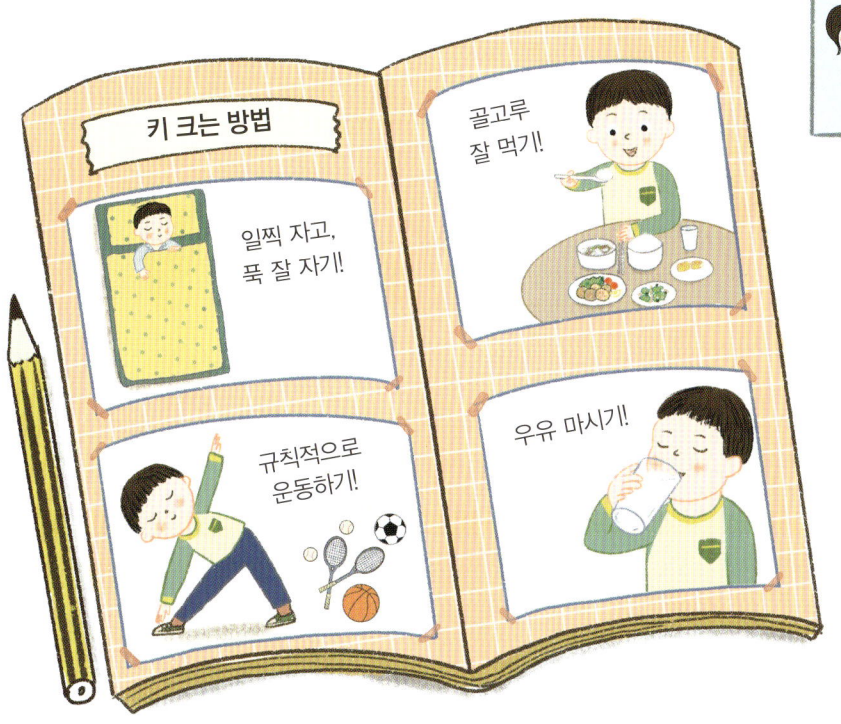

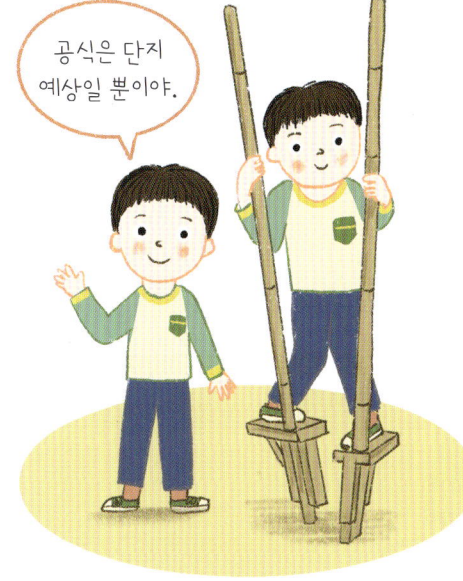

힘이 약해도, 운동을 못해도 괜찮아!

운동을 열심히 하면 근육이 생기고 힘도 생겨.
하지만 남자라고 꼭 운동을 잘해야 할 필요는 없어.

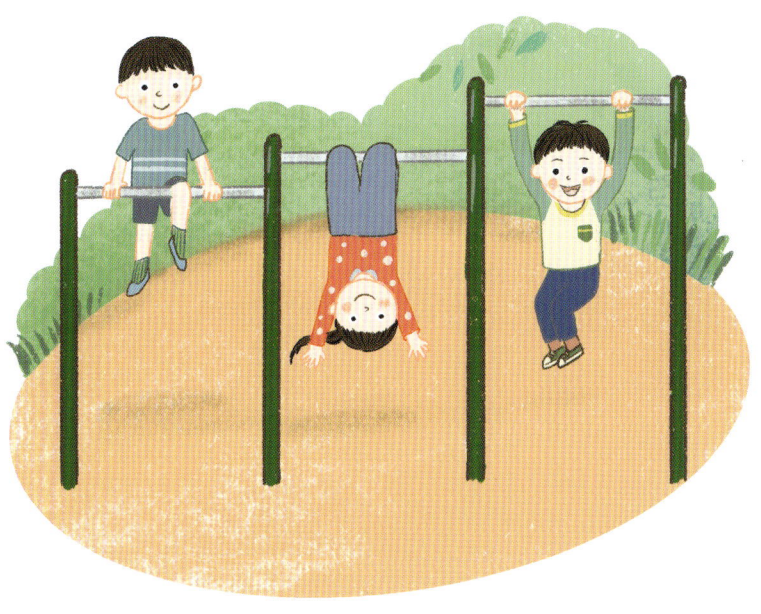

틀림없이 난 잘하는 게 있을 거야!

그림을 잘 그리거나, 악기를 잘 다루는 것처럼
또 다른 재능이 있을 거야. 그런 나의 또 다른
힘들이 나를 빛나게 할 거야.

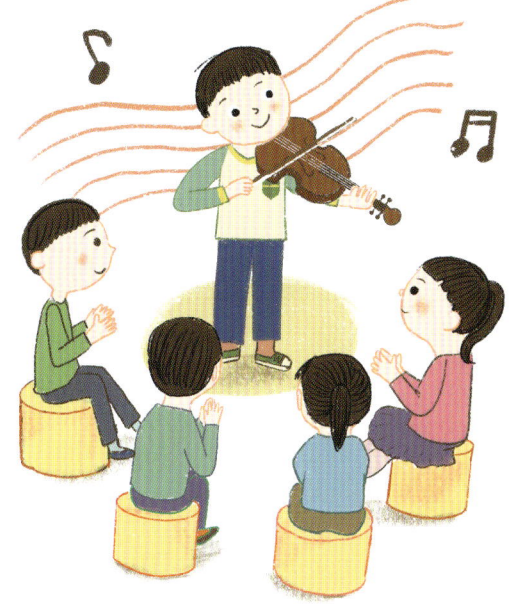

경계를 존중하자!

나를 아끼는 방법 가운데 하나가 경계를 존중하는 거래.
경계는 나만의 영역이야. 누군가가 내 영역에 들어오려고 할 때는 나의 동의가 필요해.
내 몸과 마음의 주인은 나니까!

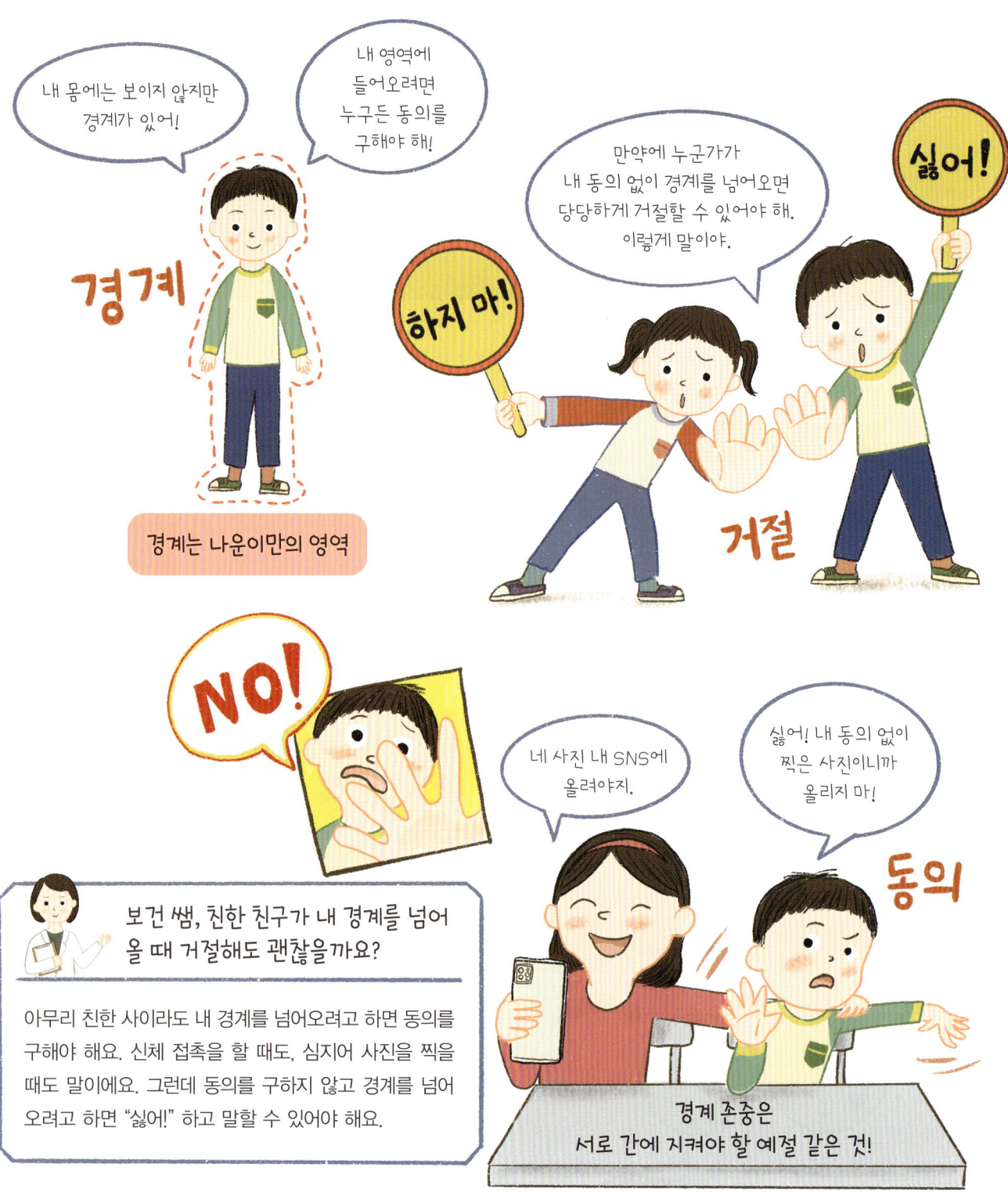

보건 쌤, 친한 친구가 내 경계를 넘어 올 때 거절해도 괜찮을까요?

아무리 친한 사이라도 내 경계를 넘어오려고 하면 동의를 구해야 해요. 신체 접촉을 할 때도, 심지어 사진을 찍을 때도 말이에요. 그런데 동의를 구하지 않고 경계를 넘어오려고 하면 "싫어!" 하고 말할 수 있어야 해요.

경계를 존중하는 방법은 어렵지 않아!

첫째, 나의 경계도 존중받고, 다른 사람의 경계도 존중하자.
둘째, 내가 누군가의 경계에 들어가거나 몸이 닿는 행동을 하려면 꼭 동의를 구하자.
셋째, 누군가가 동의 없이 내 경계를 넘으면 싫다고 당당하게 말하자.

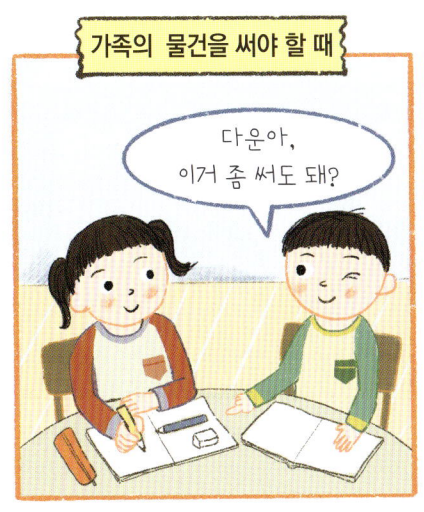
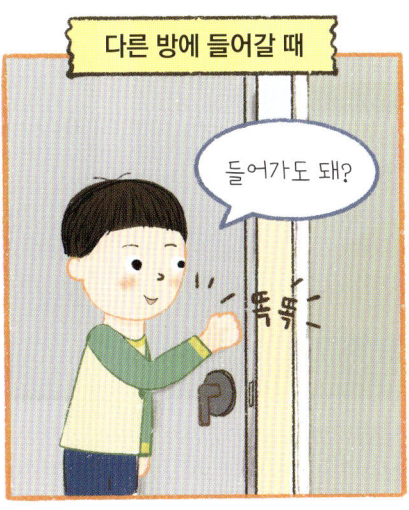
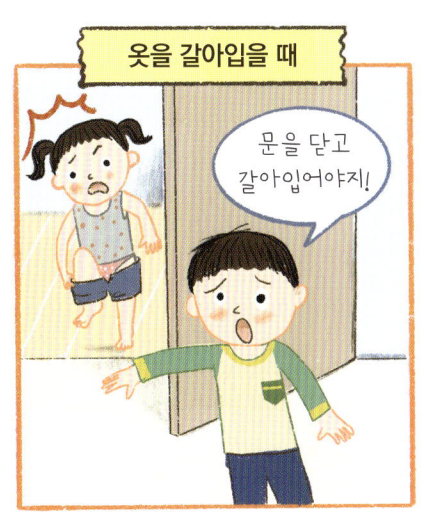
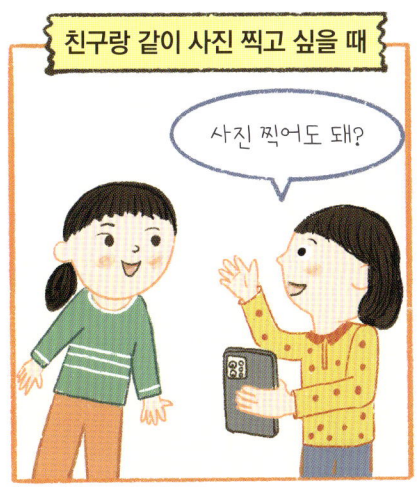
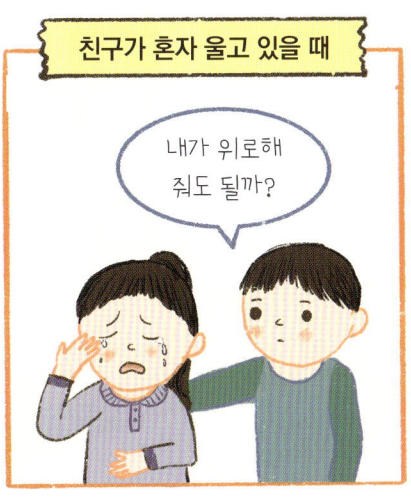
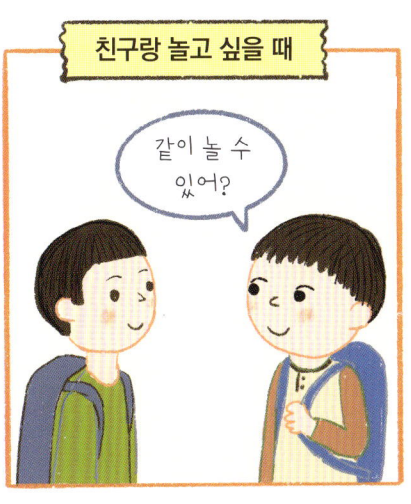
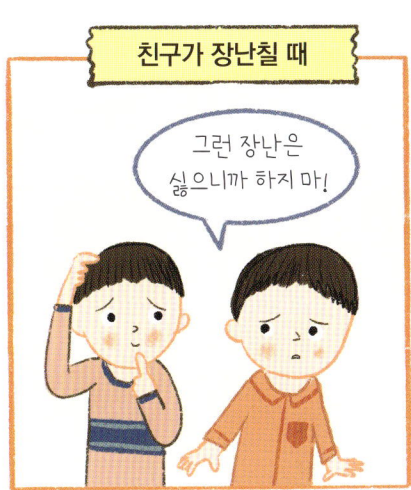
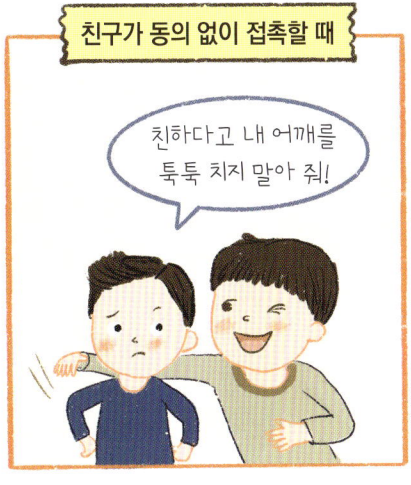
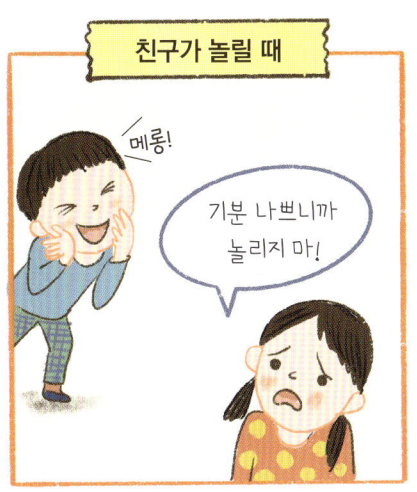

차별하지 말자!

나를 아끼는 방법 가운데 또 하나가 양성평등이야.
남자, 여자 차이가 있음을 인정하고 성차별을 하지 않는 것을 **양성평등**이라고 해.

성차별이란 무엇일까?

남자와 여자가 태어날 때부터 몸 구조와 특징이 서로 다른 것이 성 차이야.
성 차이로 '남자는 이래야 해.' 또는 '여자는 이래야 해.' 같은 편견을 갖는 것을 **성 역할 고정 관념**이라고 해.
그 고정 관념으로 남자와 여자를 차별하는 것이 바로 **성차별**이야.
여자와 남자 성별을 떠나 각자의 차이를 인정하고 동등한 인격체로 존중하는 것을 **성평등**이라고 해.

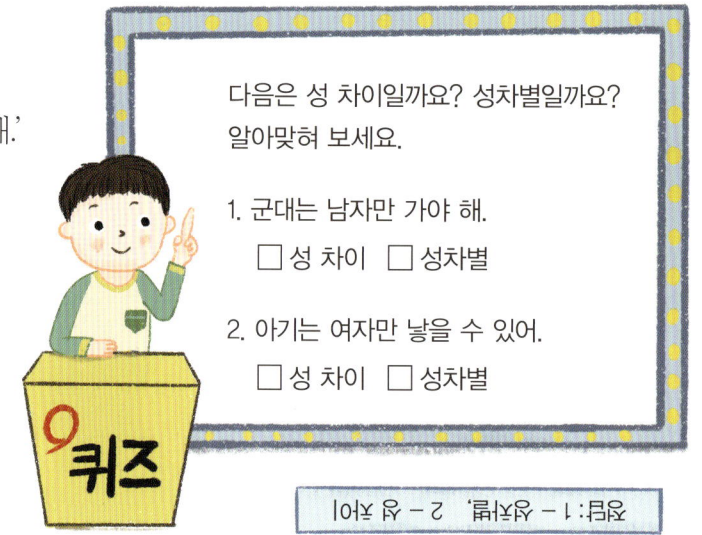

다음은 성 차이일까요? 성차별일까요? 알아맞혀 보세요.

1. 군대는 남자만 가야 해.
   ☐ 성 차이 ☐ 성차별
2. 아기는 여자만 낳을 수 있어.
   ☐ 성 차이 ☐ 성차별

정답: 1 - 성차별, 2 - 성 차이

성차별이란 바로 이런 것!

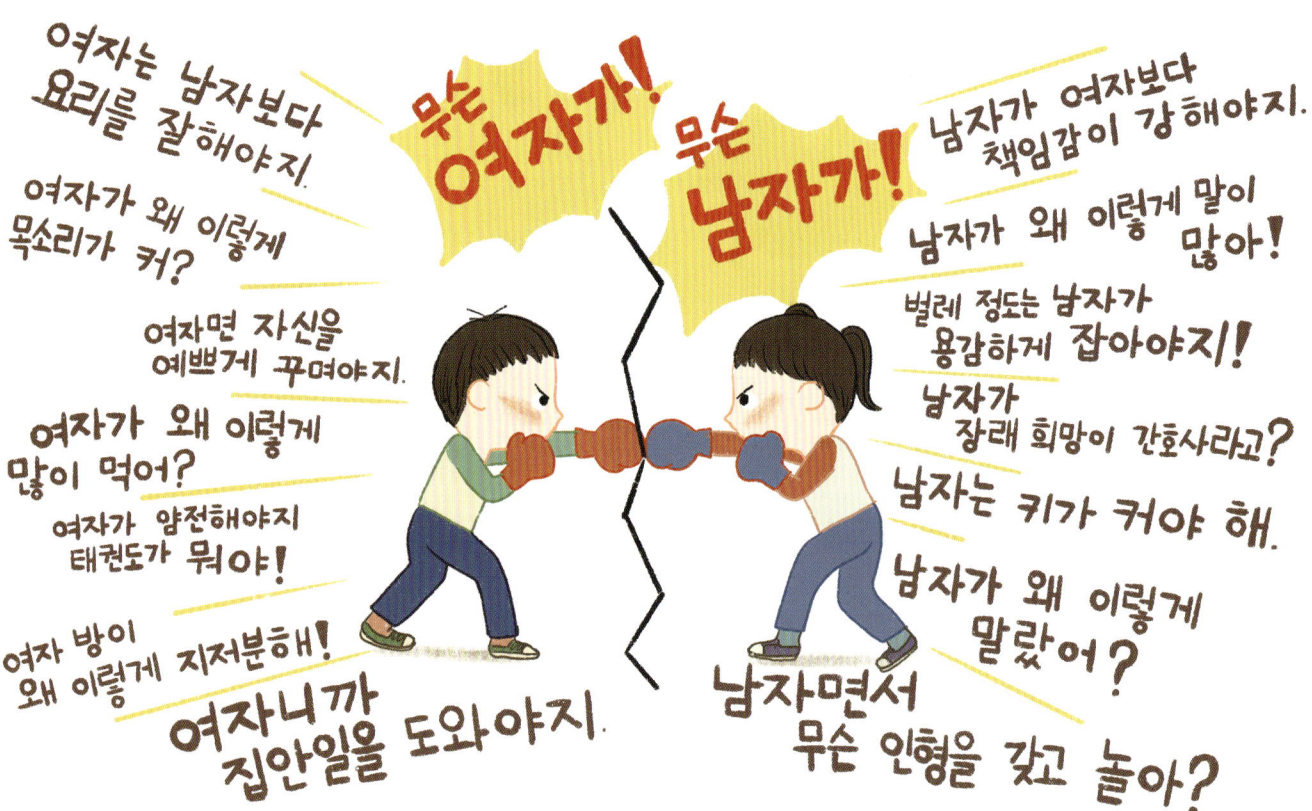

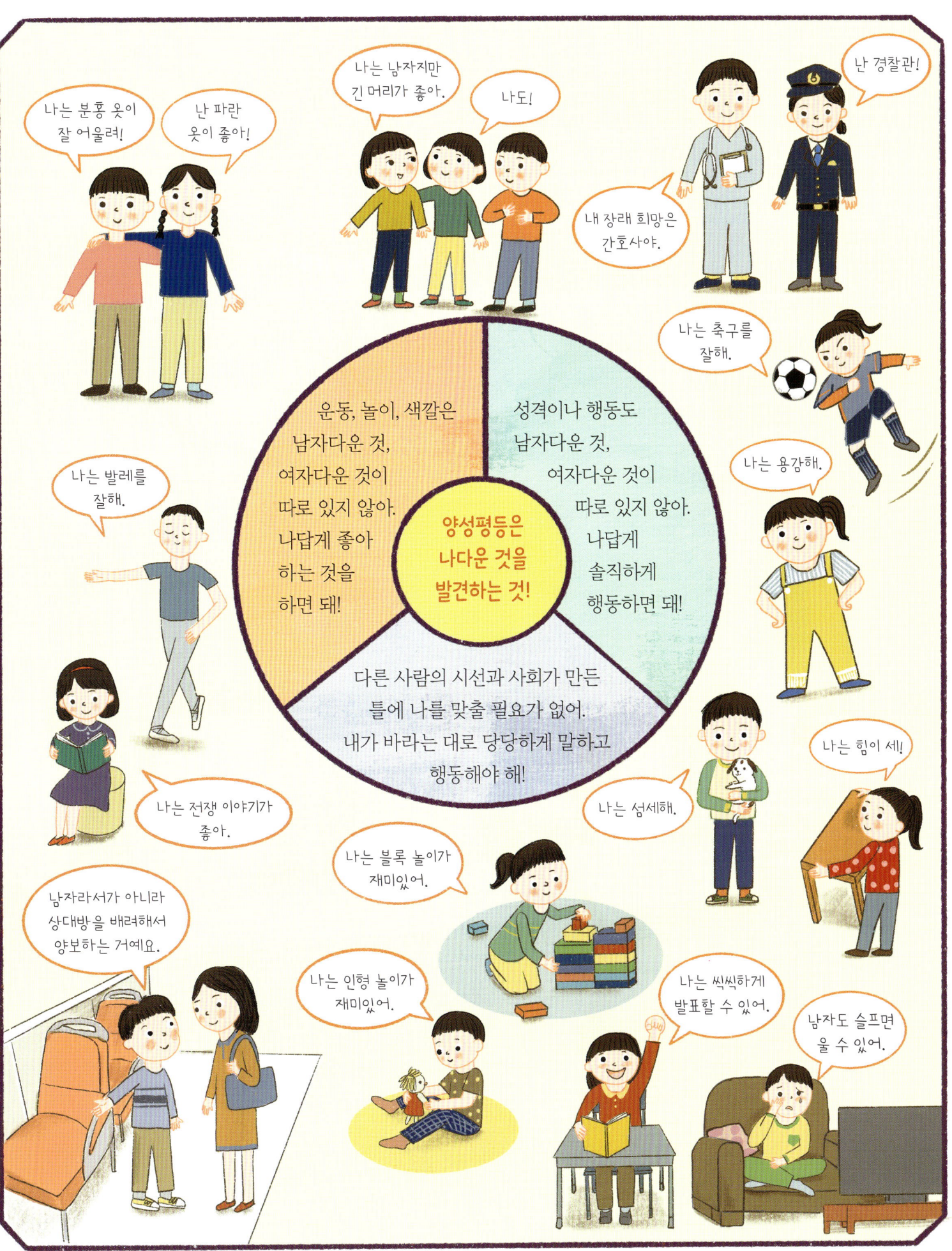

친구도 소중해!

학교에서 많은 시간을 함께 보내는 친구는 즐겁고 힘들 때 늘 함께하는 소중한 존재야.
특히 사춘기 때는 친구와 고민을 나누며 엄마 아빠보다 더 가깝게 지내기도 해.

어떤 친구가 좋은 친구일까?

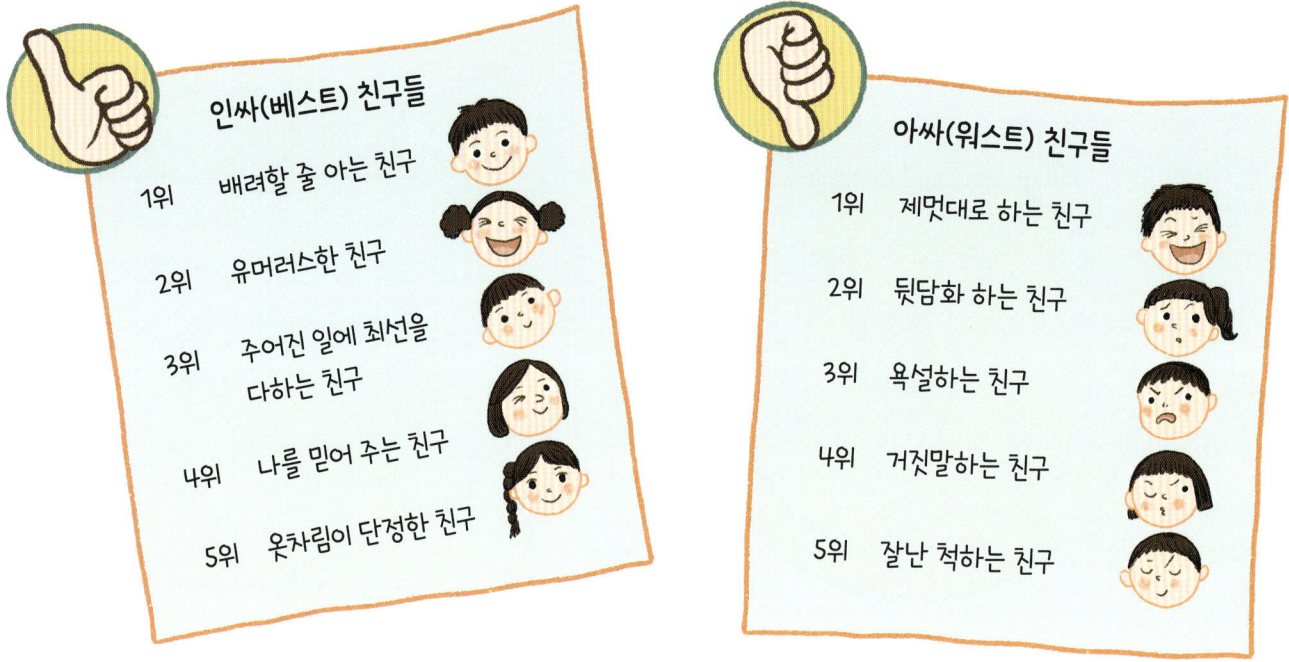

좋은 친구는 다른 친구들을 존중하고 배려할 줄 알아.
이런 친구들은 인기도 많지. 좋은 친구가 되려면 어떻게 해야 할까?

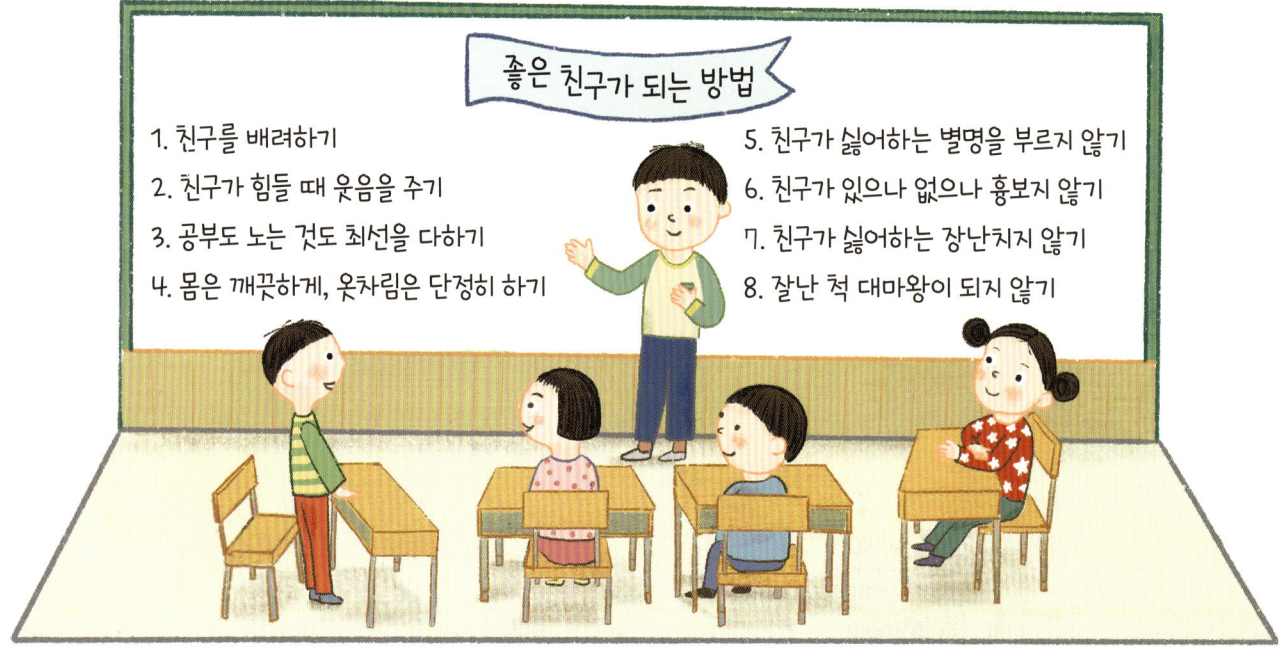

친구를 어떻게 소중하게 대할까?

어렵지 않아. 친구의 경계를 존중하고, 따뜻하게 배려하면 돼!

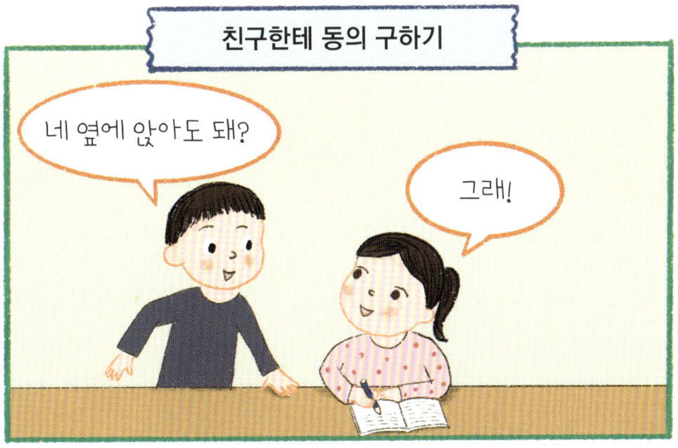

친구한테 동의 구하기
- 네 옆에 앉아도 돼?
- 그래!

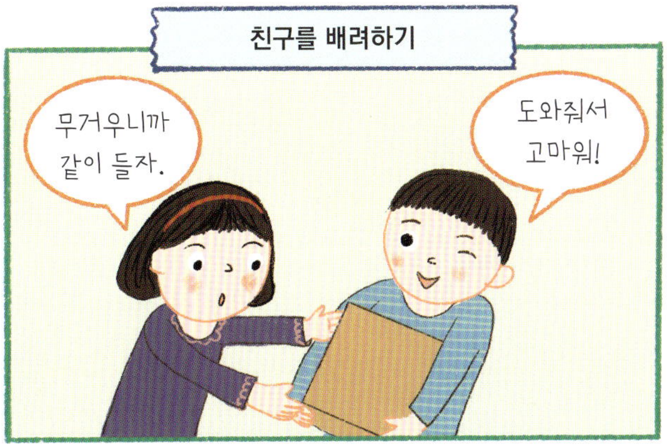

친구를 배려하기
- 무거우니까 같이 들자.
- 도와줘서 고마워!

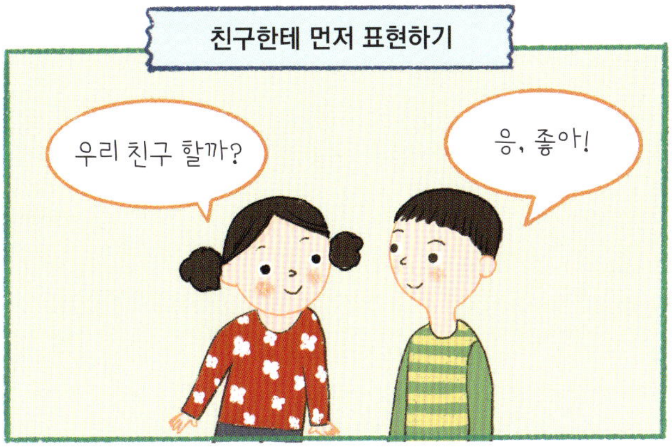

친구한테 먼저 표현하기
- 우리 친구 할까?
- 응, 좋아!

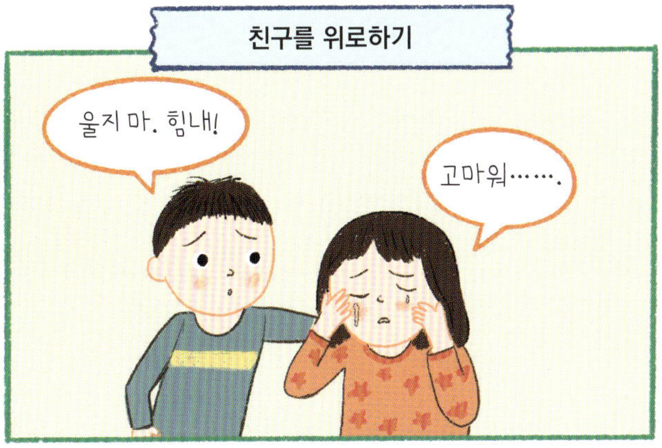

친구를 위로하기
- 울지 마. 힘내!
- 고마워…….

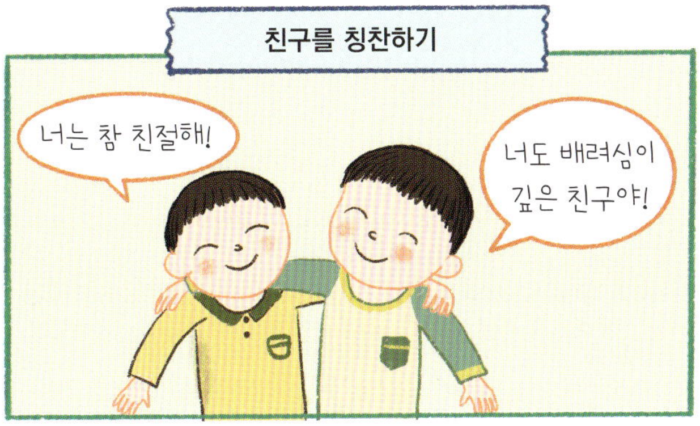

친구를 칭찬하기
- 너는 참 친절해!
- 너도 배려심이 깊은 친구야!

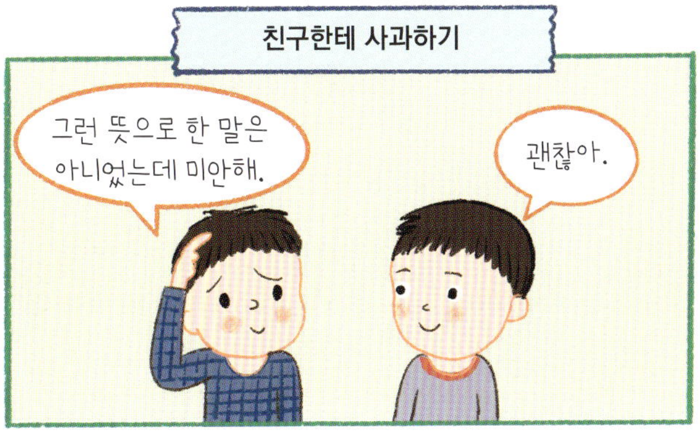

친구한테 사과하기
- 그런 뜻으로 한 말은 아니었는데 미안해.
- 괜찮아.

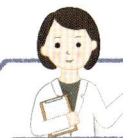 보건 쌤, 친구가 따돌림을 당하면 어떻게 해야 할까요?

두 사람 이상이 특정한 사람을 소외시키는 행동을 '따돌림'이라고 해요. 따돌림을 당하는 것은 매우 괴로워요. 반에서 따돌림을 당하는 친구가 있으면 모르는 척 지나치지 말고 친구가 되어 주세요. 나까지 따돌림을 받을까 봐 망설여진다면 선생님이나 부모님께 도움을 요청하세요.

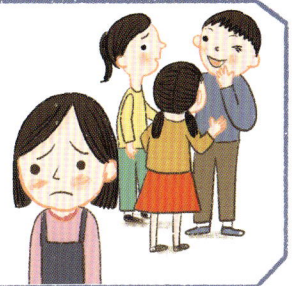

이성 친구를 사귀려면?

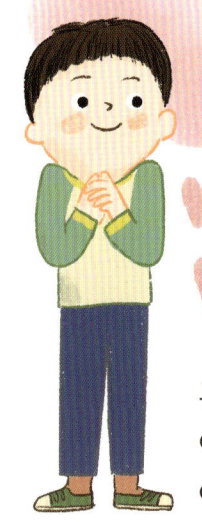

"넋 보면 가슴이 콩닥콩닥하고, 집에서도 네 얼굴이 자꾸 떠올라."

"나도 마찬가지야. 우리 사귈까?"

누군가를 좋아하는 감정은 자연스러운 거야.
이런 감정을 가지고 사귀는 것을 이성 교제 또는 연애라고 해.
이성 교제는 서로를 알아 가는 과정이야.

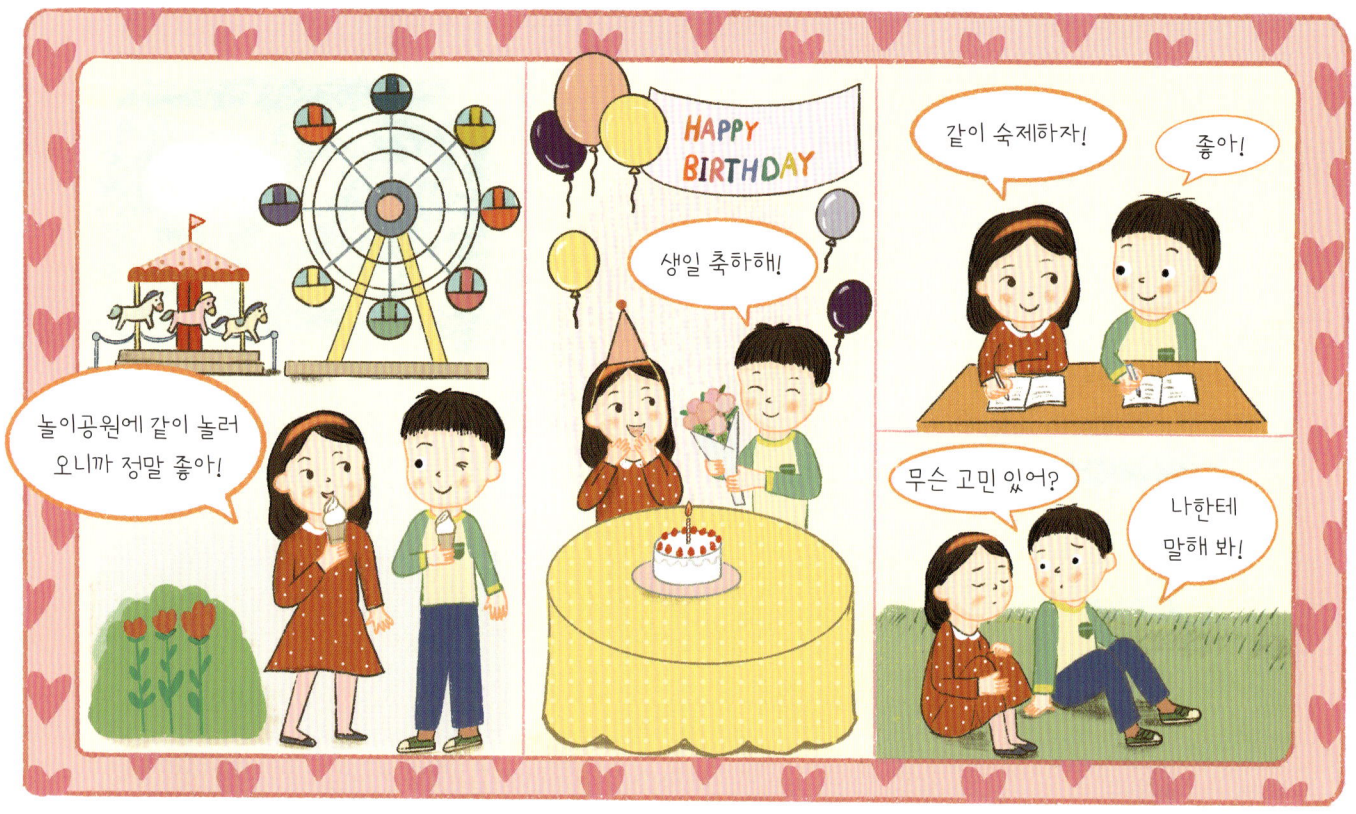

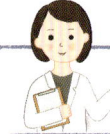 **보건 쌤, 부모님이 이성 친구 사귀는 것을 반대하면 어떡해요?**

부모님은 걱정이 앞설 수 있어요. '이성 친구를 사귀는 동안 마음을 다치지 않을까, 공부를 소홀히 하지 않을까?'라고 말이에요. 하지만 건전하게 사귀면서 자기 할 일을 열심히 하겠다고 부모님과 이야기를 나누어 보세요. 그러면 부모님도 응원해 줄 거예요.

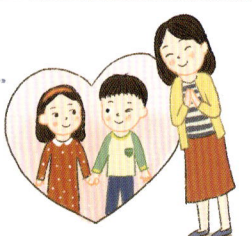

이성 친구가 스킨십을 하려고 한다면?

사귈 때 친밀함을 표현하려고 스킨십을 하기도 해.
하지만 사이가 나빠질까 봐 마음에 내키지 않는 스킨십을 거절하지 못할 때도 있어.
그럴 땐 내 생각을 분명하게 말해야 해. 성적 자기 결정권은 나한테 있으니까!

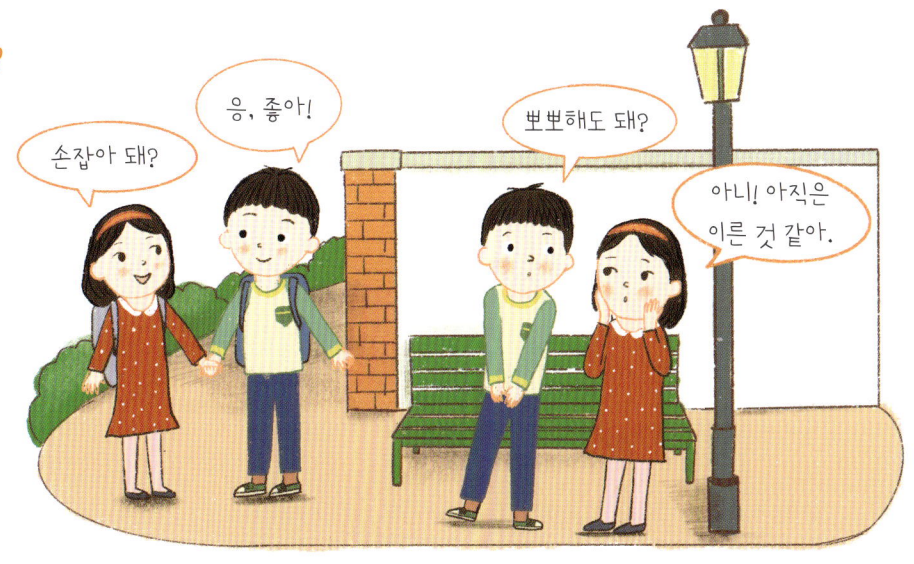

성적 자기 결정권이 뭘까?

내가 내 몸과 마음에 따라 어떻게 행동할지를 결정하는 것을 **성적 자기 결정권**이라고 해.
마찬가지로 상대방의 결정권도 인정해 줘야 해.
성적 자기 결정권을 지키는 가장 쉬운 방법은 나 스스로한테, 상대방한테 물어보는 거야.

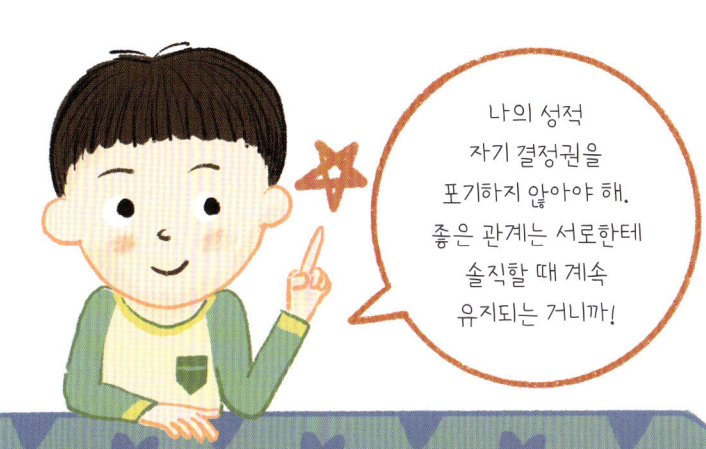

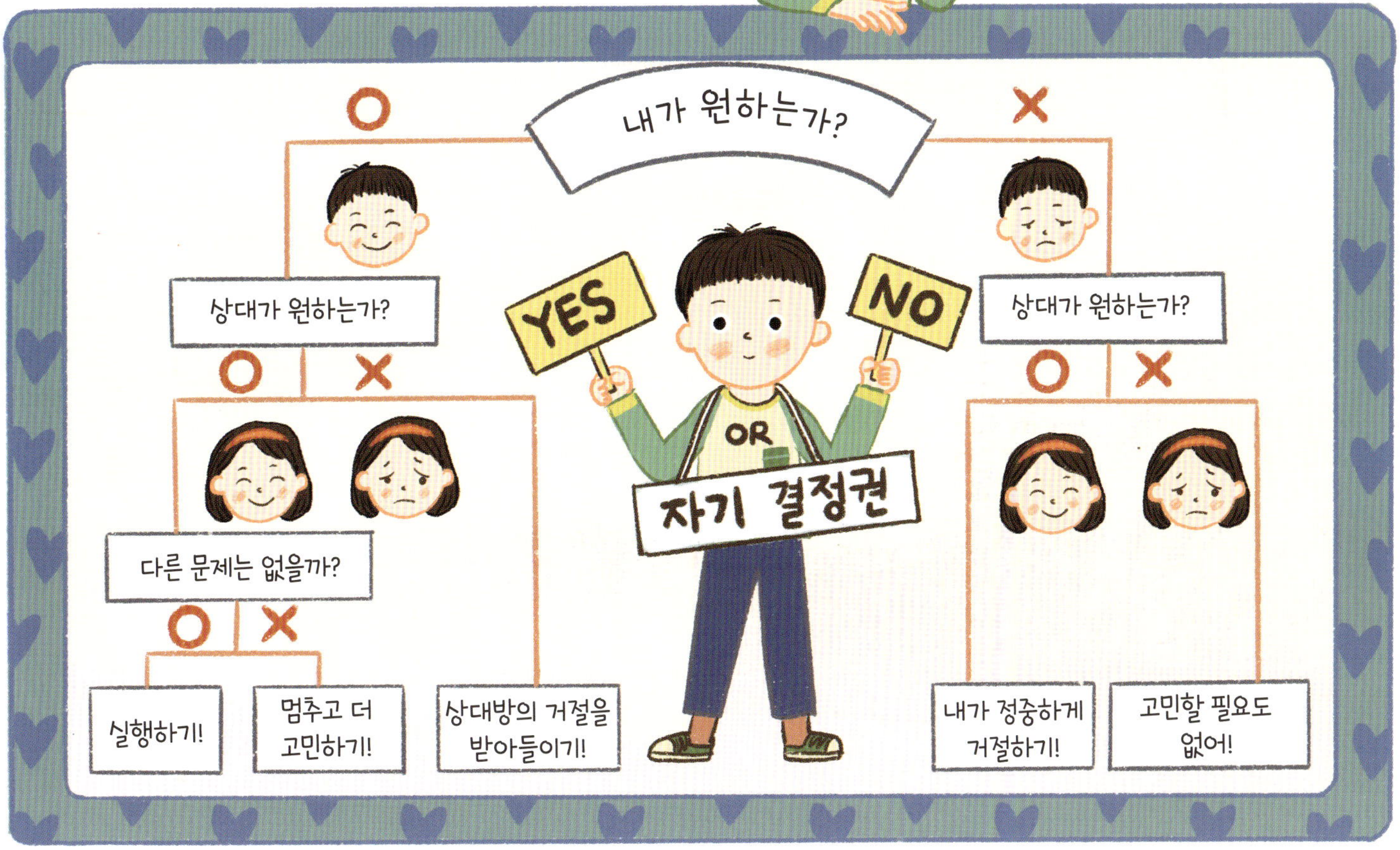

가족 또한 소중해!

가족이 있다는 건 정말 행복한 일이야.
가족은 언제나 나를 사랑해 주고,
힘들고 아플 때도 내 곁에 있어 주잖아?
그런 소중한 가족일수록 지켜야 할 것이 있어.

- 가족이란 무엇일까?
- 엄마 아빠가 없어도 가족일까?
- 가족끼리도 경계를 지켜야 할까?
- 엄마는 왜 이렇게 바쁠까?

가족 모두가 행복할 수 있게 가족끼리 무엇을 지켜야 할까?

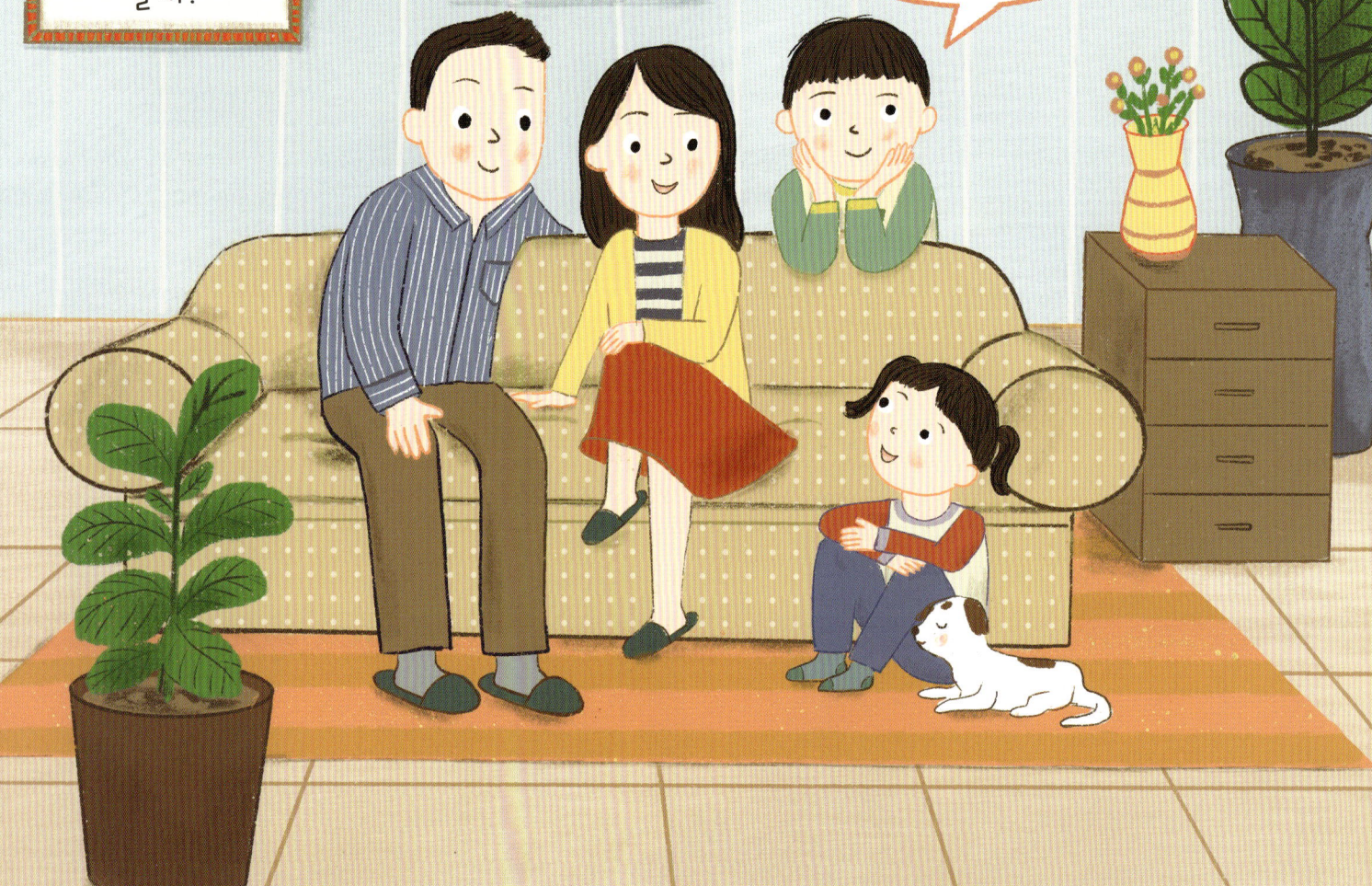

관계로 맺어진 가족

가족은 주로 부부를 중심으로 한 친족 관계에 있는 사람들을 말해.
한 가족은 보통 혼인과 혈연, 입양이나 재혼 등으로 이루어지지.

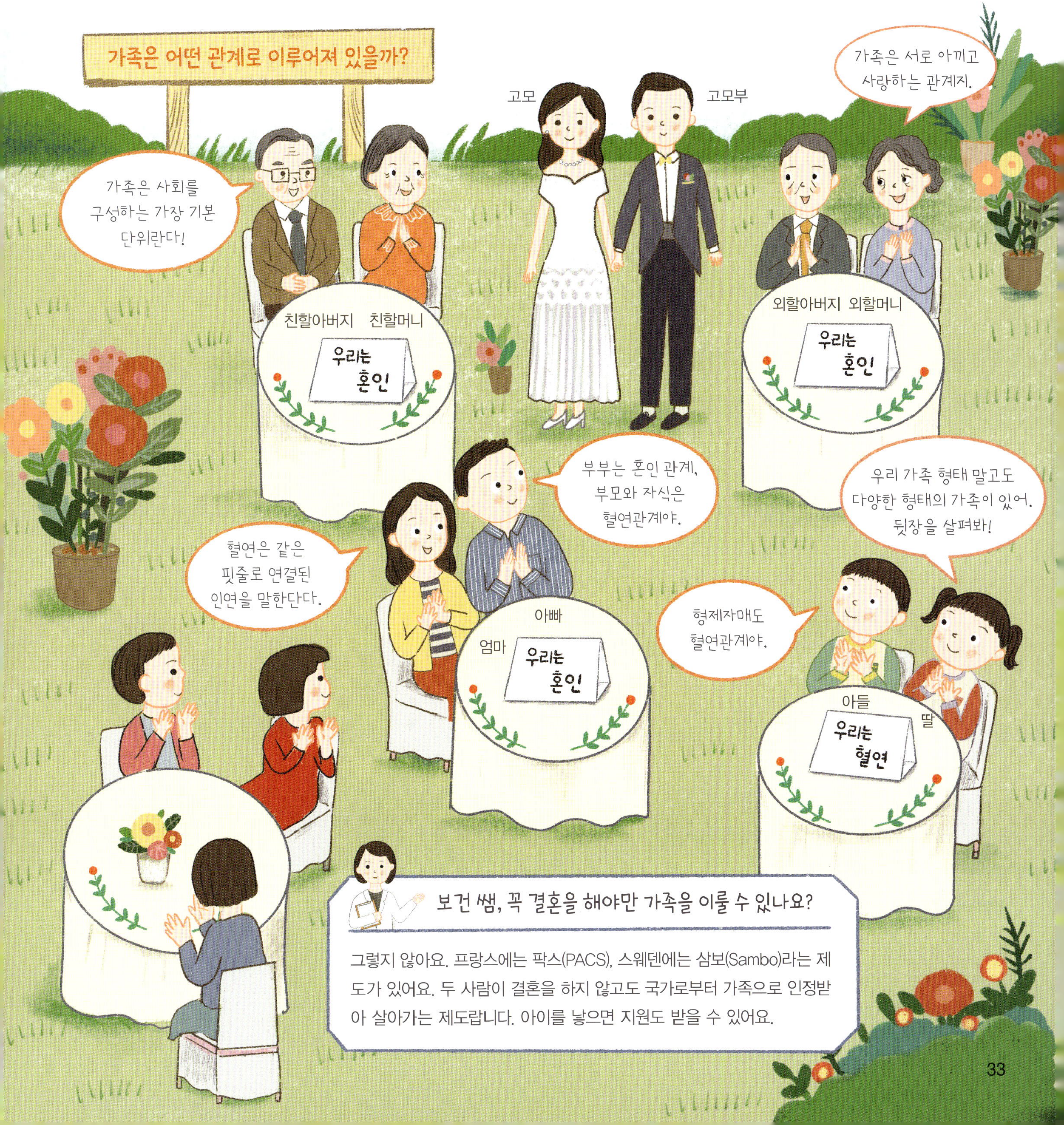

가족은 어떤 관계로 이루어져 있을까?

고모 고모부

가족은 서로 아끼고 사랑하는 관계지.

가족은 사회를 구성하는 가장 기본 단위란다!

친할아버지 친할머니
우리는 혼인

외할아버지 외할머니
우리는 혼인

부부는 혼인 관계, 부모와 자식은 혈연관계야.

우리 가족 형태 말고도 다양한 형태의 가족이 있어. 뒷장을 살펴봐!

혈연은 같은 핏줄로 연결된 인연을 말한단다.

아빠 엄마
우리는 혼인

형제자매도 혈연관계야.

아들 딸
우리는 혈연

보건 쌤, 꼭 결혼을 해야만 가족을 이룰 수 있나요?

그렇지 않아요. 프랑스에는 팍스(PACS), 스웨덴에는 삼보(Sambo)라는 제도가 있어요. 두 사람이 결혼을 하지 않고도 국가로부터 가족으로 인정받아 살아가는 제도랍니다. 아이를 낳으면 지원도 받을 수 있어요.

모두 소중한 가족이야!

누구랑 사는지, 어디서 사는지, 가족 구성원에 따라 다양한 형태의 가족이 생겨나고 있어.

다양한 형태의 가족이 있어!

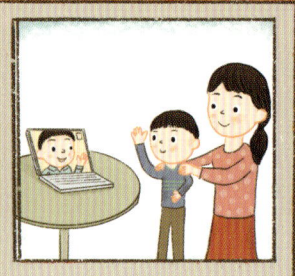

함께 모여 살지 않고 이곳저곳에 흩어져 사는
분거 가족

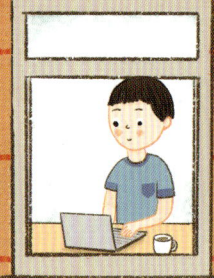

결혼을 하지 않고 혼자 사는
독신 가족

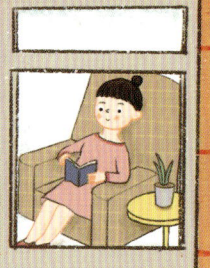

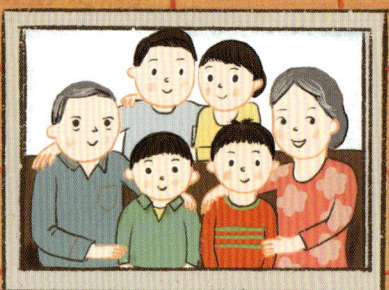

엄마, 아빠가 결혼 후에 할아버지, 할머니와 함께 사는
확대 가족

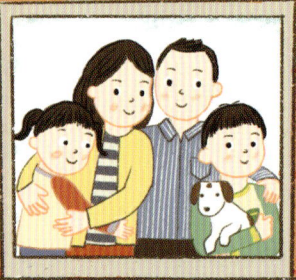

엄마 아빠와 미혼의 자녀로 이루어진
핵가족

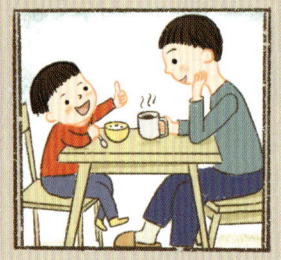

부모 가운데 한쪽과 그 자녀로 이루어진
한 부모 가족

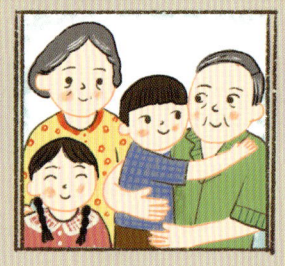

할아버지, 할머니와 손자, 손녀로 이루어진
조손 가족

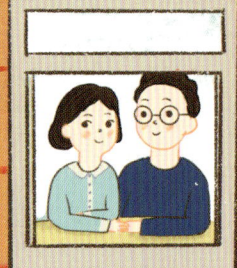

자녀 없이 부부로만 이루어진
무자녀 가족

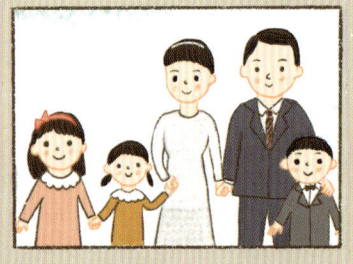

재혼을 한 부부와 그의 자녀들로 이루어진
재혼 가족

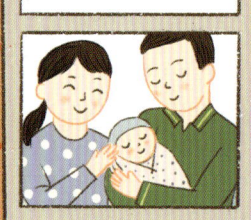

입양한 자녀와 그의 부모로 이루어진
입양 가족

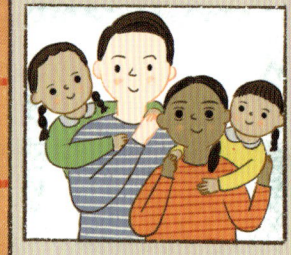

국적과 문화가 다른 부부로 이루어진
다문화 가족

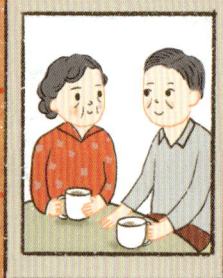

노부부끼리 사는
노인 가족

어떤 가족이든 가족은 모두 소중해!

가족은 그 구성원과 살아가는 모습도 매우 다양해.
가족의 형태가 나와 다르다고 해서 함부로 말해서는 안 돼.

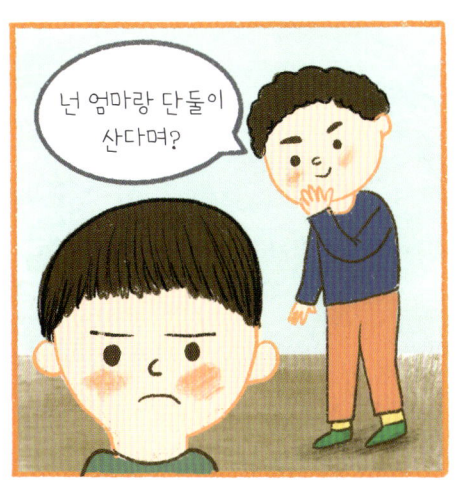
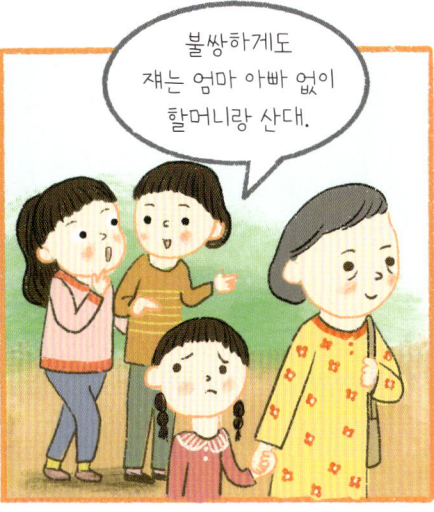
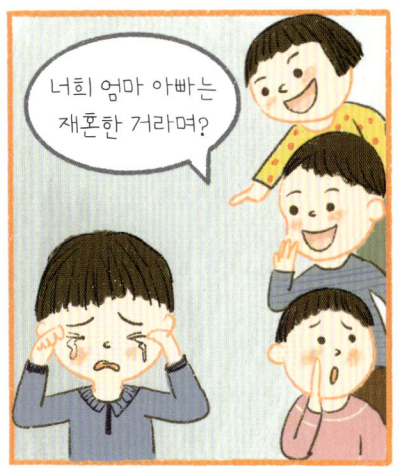

누구한테나 가족은 소중하고, 서로 사랑하는 마음은
가족으로서 충분하니까!

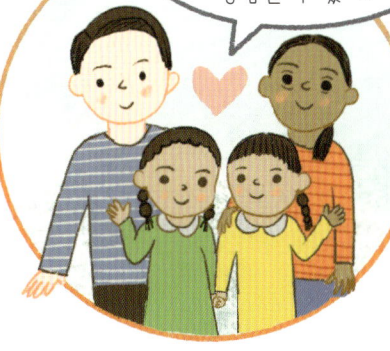
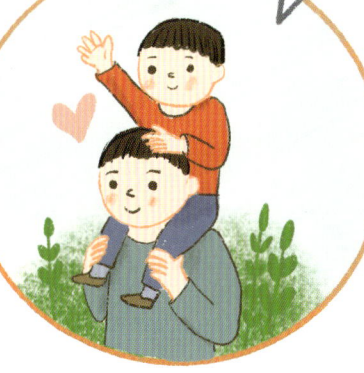
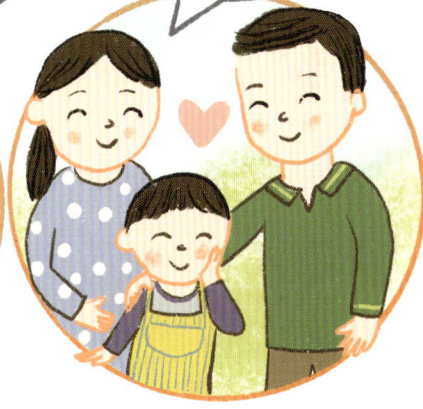

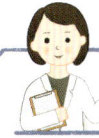 **보건 쌤, 부부가 아니어도 입양할 수 있나요?**

예전에 우리나라는 반드시 결혼을 한 사람만이 아이를 입양할 수 있었어요. 하지만 요즘은 결혼하지 않아도 필요한 조건을 갖춘다면 입양할 수 있어요. 물론 그 절차가 매우 까다롭지만 말이에요. 어쨌든 서로를 아끼고 보살피는 마음만 있다면 진정한 가족이라고 할 수 있지 않을까요?

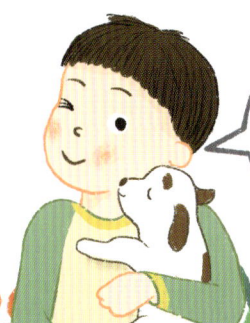

성평등을 지키는 가족

소중한 가족 사이에서 성차별이 일어나고 있대.
혹시 엄마가 집안일을 도맡아 하지 않아?
집안일에는 남자와 여자의 영역이 따로 있는 게 아니야.
여자라고 해서 집안일을 도맡아야 한다는 것은 성차별이야.

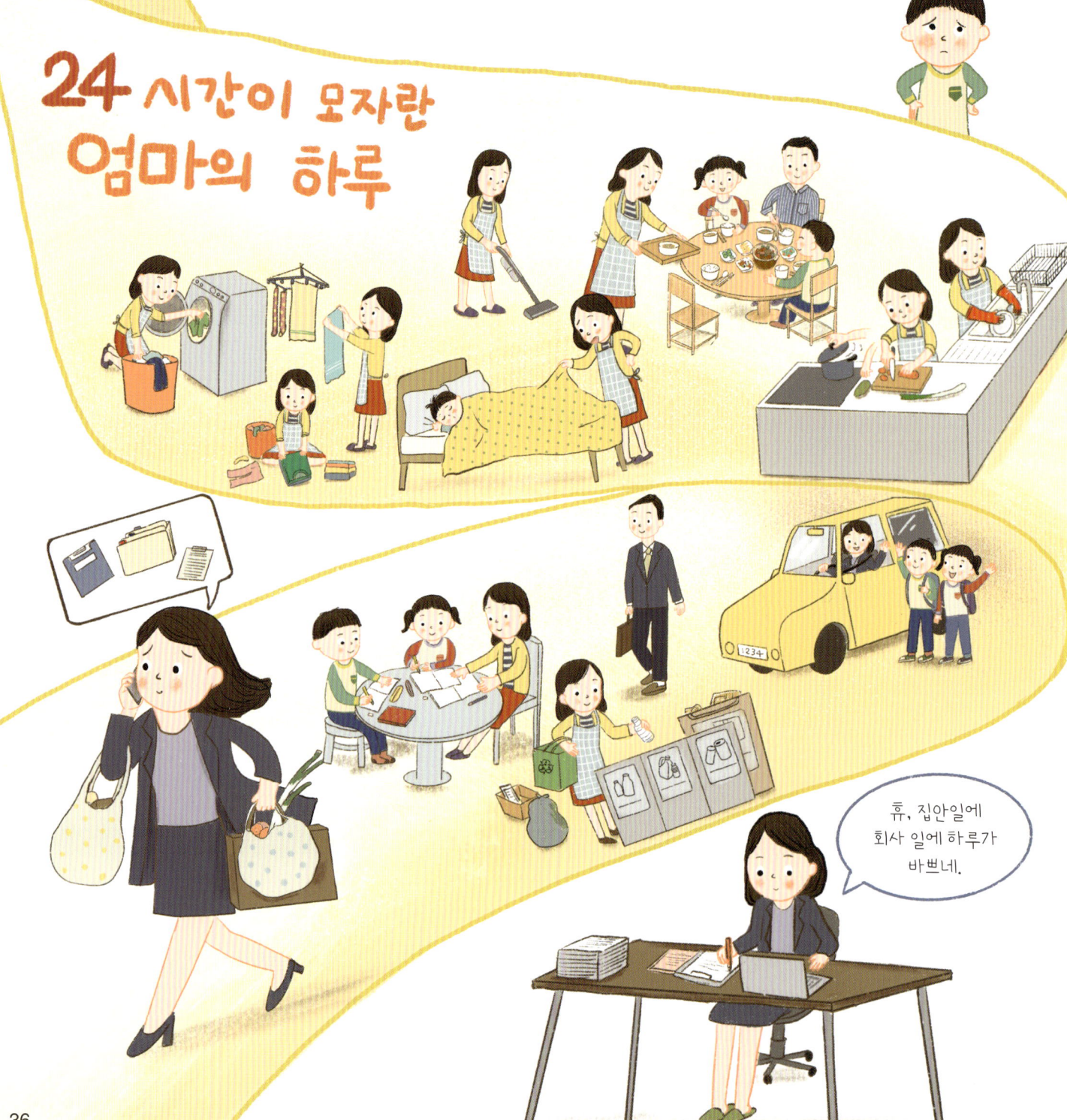

가족이 성평등을 이루려면?

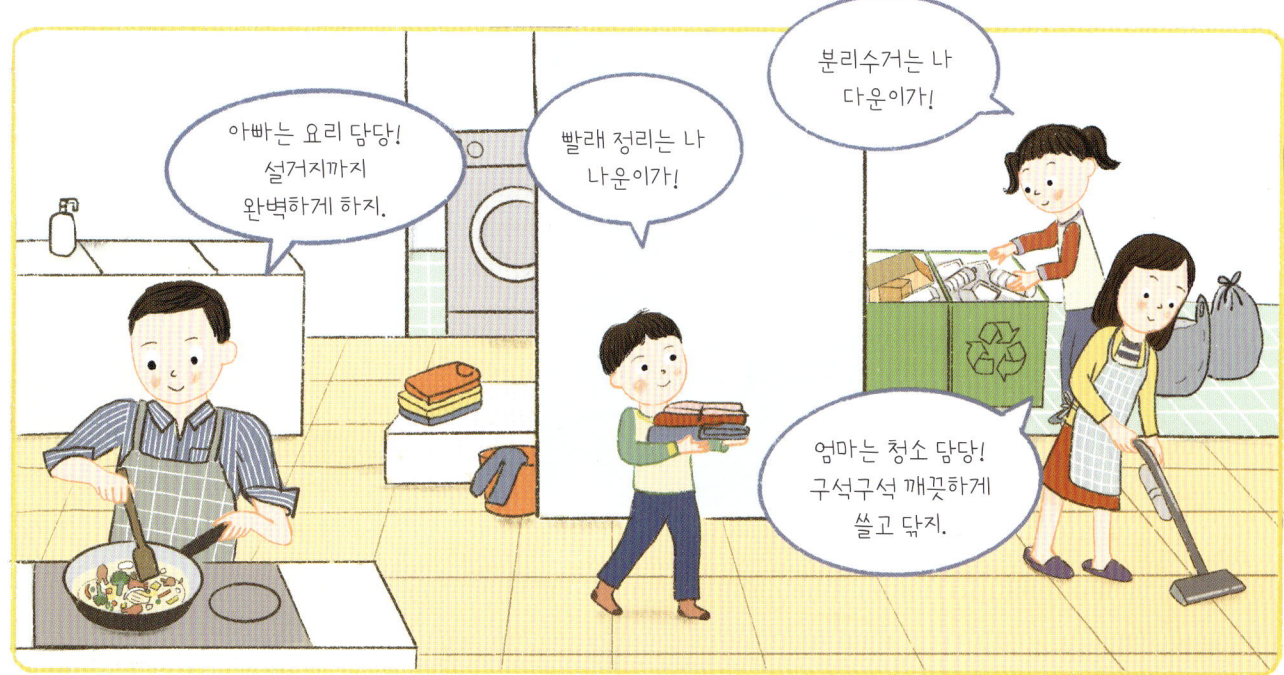

집안일은 가족 모두의 일이야.
성 역할 고정 관념에서 벗어나서 할 수 있는 사람이, 더 잘하는 사람이 역할을 맡아서 하는 것이 성평등이야!

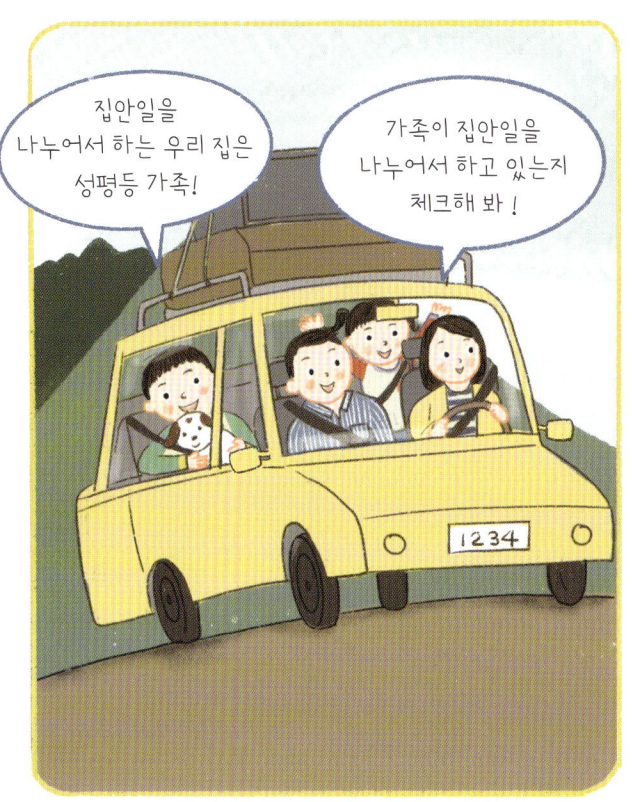

가족 역할 분담 체크 리스트				
	아빠	엄마	나	형제
직장 생활				
청소하기				
요리하기				
설거지하기				
음식물 버리기				
분리수거하기				
빨래하기				
장보기				
운전하기				
집 안 물건 수리하기				
가정 통신문 확인하기				
학교 숙제 확인하기				
선생님과 상담하기				
학교 행사 참가하기				
가족 스케줄 관리하기				
아픈 사람 돌보기				

성 예절을 지키는 가족

아무리 가까운 가족이라도 예절이 필요해.
특히 아주 개인적이고 조심스러운 성 예절은
가족끼리라도 꼭 지켜야 해.

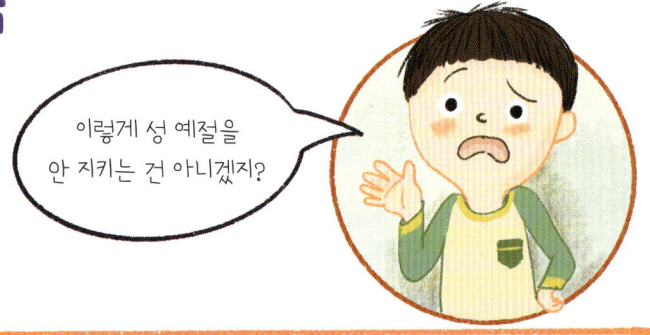

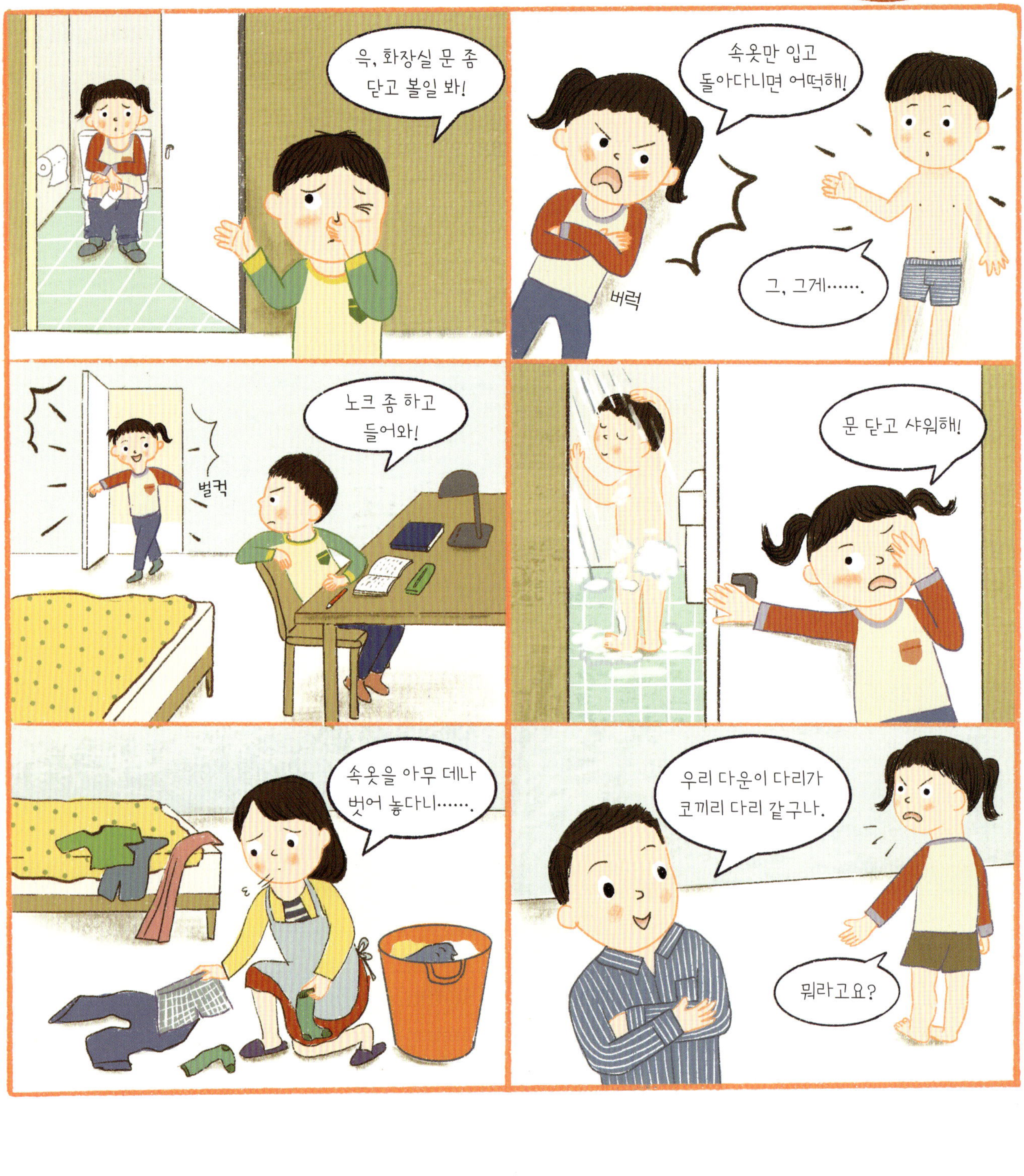

가족 간에도 경계를 지켜야 해!

가족이라도 상대방의 경계를 넘어갈 때는 동의를 구해야 해.
거꾸로 누군가가 내 경계에 들어오려고 하면 원하지 않을 때는 거절해야 해.
가족이니까 싫고 불편한 감정을 더 솔직하게 말할 수 있어야 해. 그리고 부탁할 것이 있으면 정중하게 부탁해야 해. 어른이든, 아이든 서로 마찬가지야!

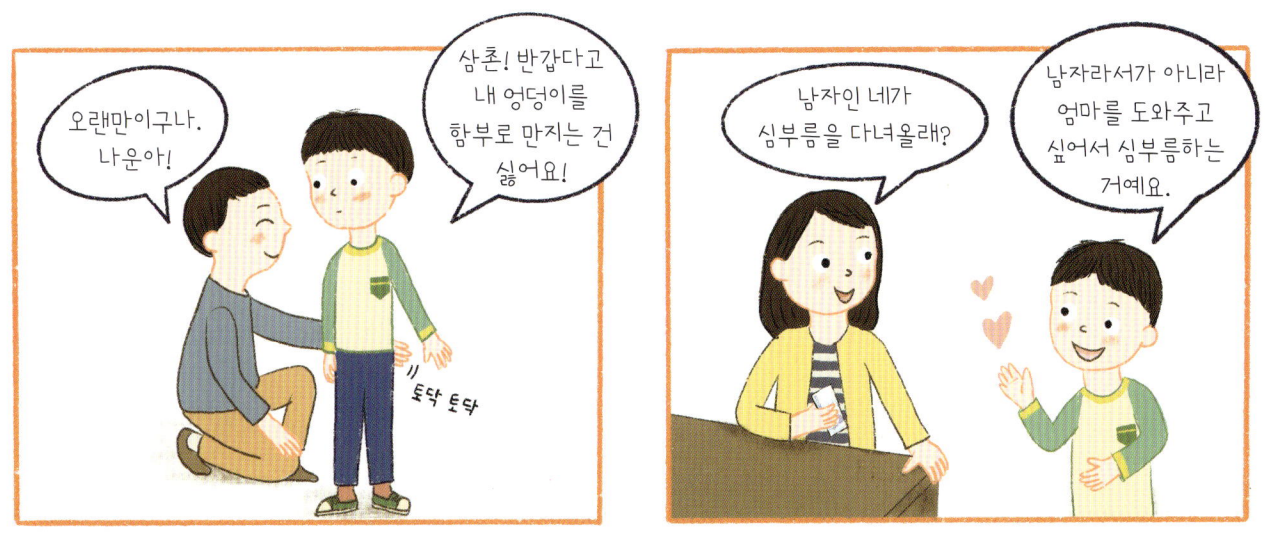

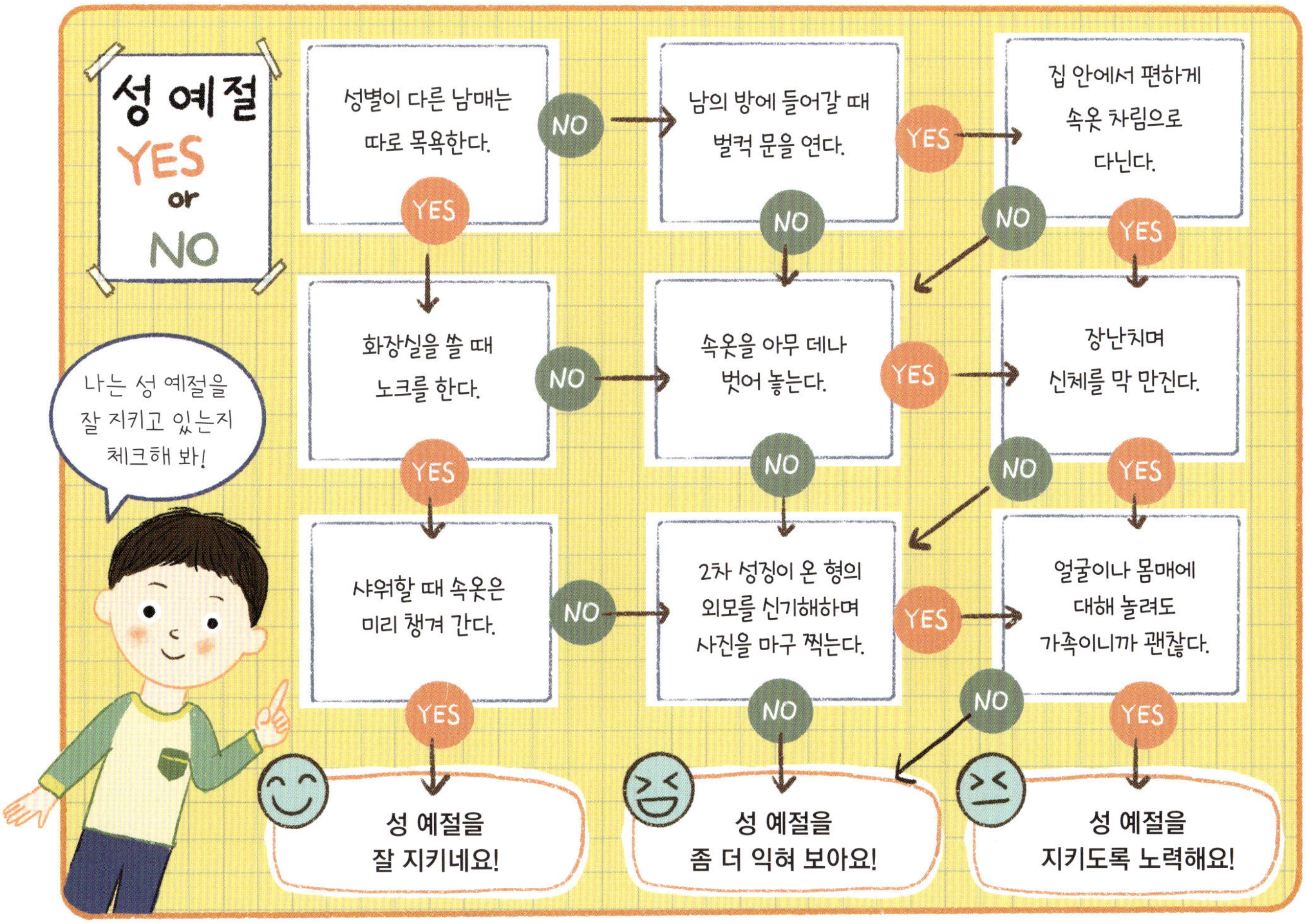

성폭력을 조심해!

성에 대해 올바르게 이해하고 행동하면
우리 모두가 건강하고 행복하게 살 수 있어.
특히, 성폭력으로부터 나를 지킬 수 있어.

- 성폭력이 무엇일까?
- 성폭력에는 어떤 것이 있을까?
- 성폭력은 어떻게 대처할까?

성폭력 NO

성폭력이 무엇인지 알고 성폭력에 대처할 수 있는 우리가 되어야 해!

상처가 되는 성폭력

성폭력은 성적인 말이나 행동으로 나의 몸과 마음에 상처를 주는 것을 말해.
내 몸과 마음의 주인인 나의 허락 없이 내 경계 안으로 들어오는 것을 말하지.

이건 모두 성폭력이야.

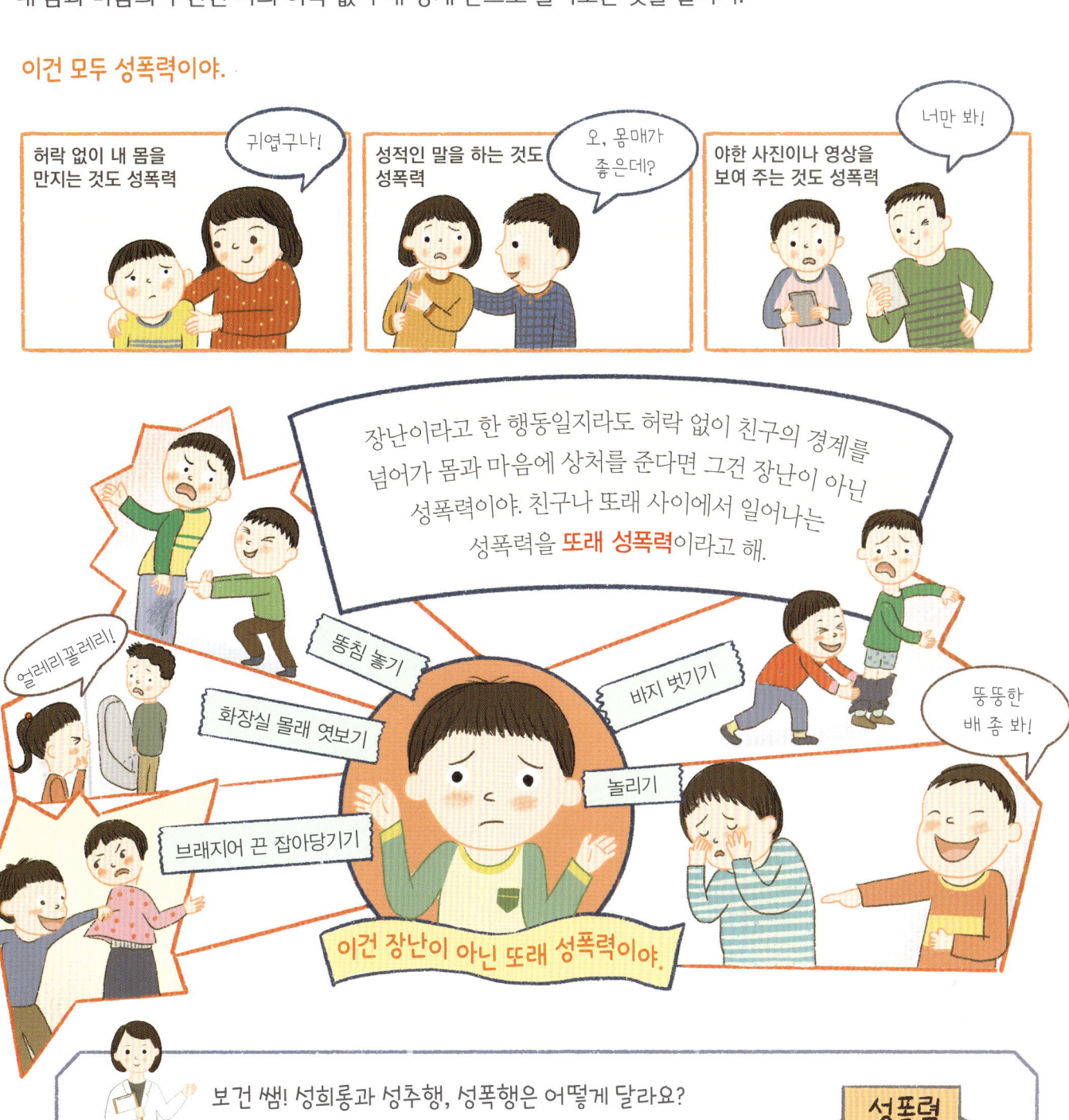

보건 쌤! 성희롱과 성추행, 성폭행은 어떻게 달라요?

성희롱, 성추행, 성폭행은 법률적 용어로 조금씩 차이가 있어요. 성희롱은 성적 불쾌감을 주는 말이나 행동을, 성추행은 신체 접촉을, 성폭행은 강제로 성관계를 맺는 것을 말해요. 모두 상대방을 성적으로 괴롭히는 행동이에요. 종류가 다를 뿐 명백한 성폭력이라는 걸 잊지 마세요.

모두 성폭력이야!

성폭력의 종류는 다양해.
나의 동의 없이 누군가가 내 몸을 만지거나, 음란물을 보여 주거나,
성적인 말을 하는 것만 성폭력이 아니야.

이것도 모두 성폭력이야!

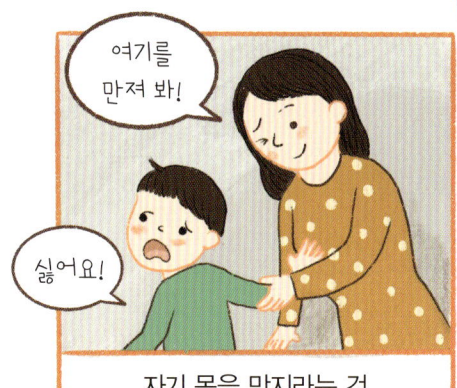
자기 몸을 만지라는 것

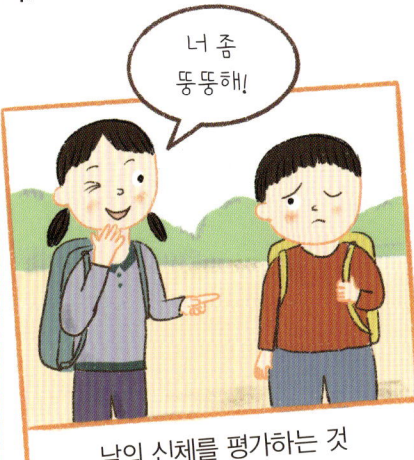
남의 신체를 평가하는 것

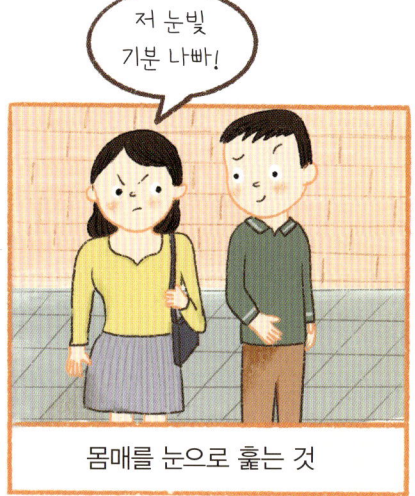
몸매를 눈으로 훑는 것

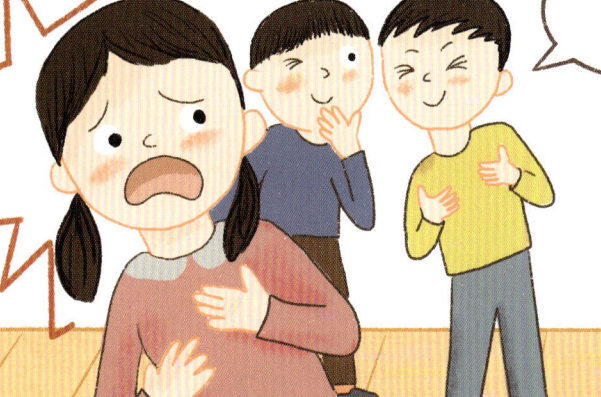
자기 몸을 보라는 것

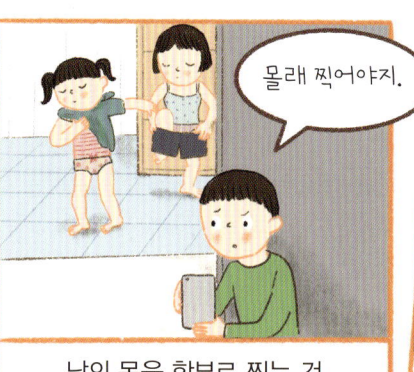
남의 몸을 함부로 찍는 것

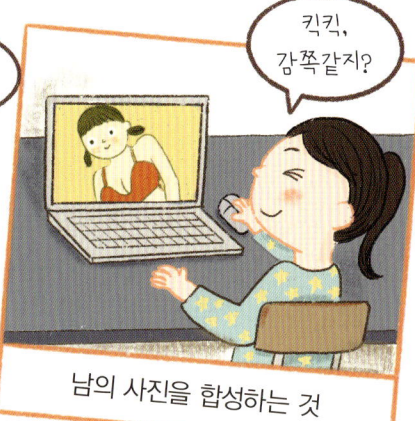
남의 사진을 합성하는 것

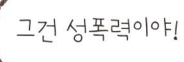

상대방이 느끼기에 성적으로 불쾌감을 주었다면 신체적이거나 정신적이거나 그 어떤 것이든 성폭력이 될 수 있어.

온라인 디지털 성폭력도 있어!

인터넷, 핸드폰, SNS를 이용해 성폭력이 이루어지는 것을 **디지털 성폭력**이라고 해.
디지털 성폭력은 내 개인 정보를 빼낸 뒤 협박해서 사진이나 영상을 요구하기도 하고,
내 얼굴 사진에 다른 사람 몸을 합성해서 퍼트리기도 해.

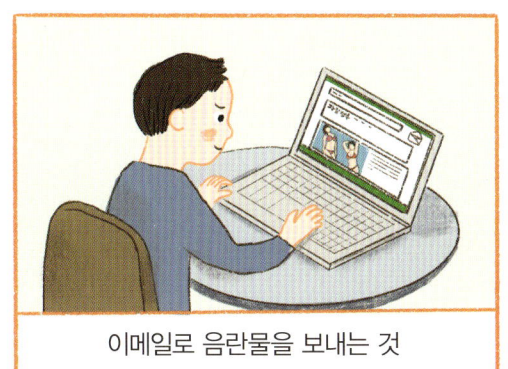

이메일로 음란물을 보내는 것

톡방에 성적인 사진이나 동영상을 올리는 것

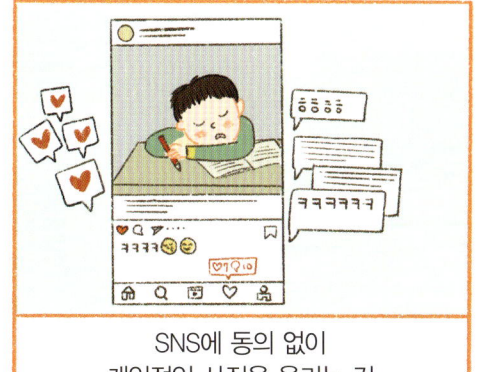

SNS에 동의 없이 개인적인 사진을 올리는 것

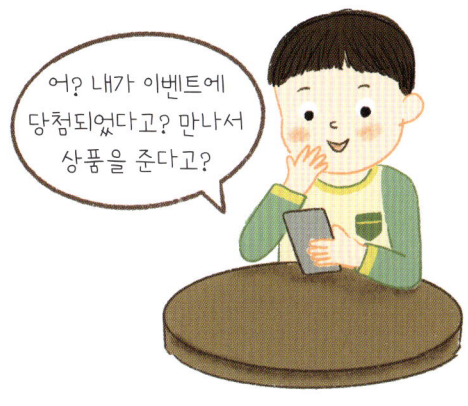

어? 내가 이벤트에 당첨되었다고? 만나서 상품을 준다고?

또한 핸드폰을 이용해
이벤트 당첨이나, 설문 조사를 핑계로
유인한 다음에 성폭력으로 이어지기도 해.
디지털 성폭력으로 퍼진 피해자의
사진이나 영상은 온라인상으로 전 세계를
떠돌 수 있기 때문에 완벽하게 삭제하기도
어려우니 조심해야 해!

이제 난 어떡해……

온라인 그루밍 성폭력도 있어!

온라인에서 나에게 친절을 베풀어 믿게 한 뒤 성적인 것을
요구를 하기도 한대. 그것을 **온라인 그루밍 성폭력**이라고 해.
친하다고 사진이나 이름, 비밀번호 같은
개인 정보를 주면 절대 안 돼.

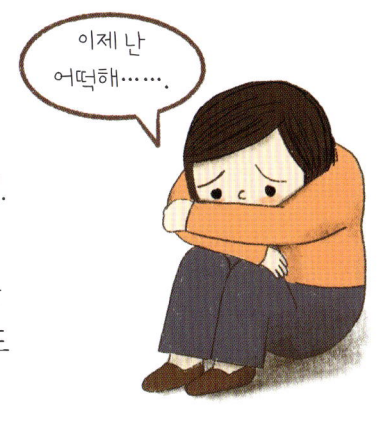

SNS에서 사진을 보고 쪽지를 보내요. 엄청 예쁘게 생겼네요. 가수를 할 생각 없나요? 관심 있으면 연락처나 이메일 주소를 보내 주세요.

그리고 데이트 성폭력도 있어!

서로 사귀는 사이에서 일어나는 성폭력을 **데이트 성폭력**이라고 해.
사귀는 사이라고 해도 내 마음대로 스킨십을 하면 안 돼.
상대가 원하지 않는 스킨십은 성폭력이니까. 스킨십을 할 때
꼭 상대방의 의견을 물어보고 성적 자기 결정권을 존중해야 해.

성폭력을 대처하는 방법

성폭력 상황에 맞닥뜨렸을 때는 싫다고 분명하게 거부 의사를 밝혀야 해.
내 몸의 주인은 나이기 때문에 당당하게 말하는 거야.

먼저 그 자리에서 거부해!

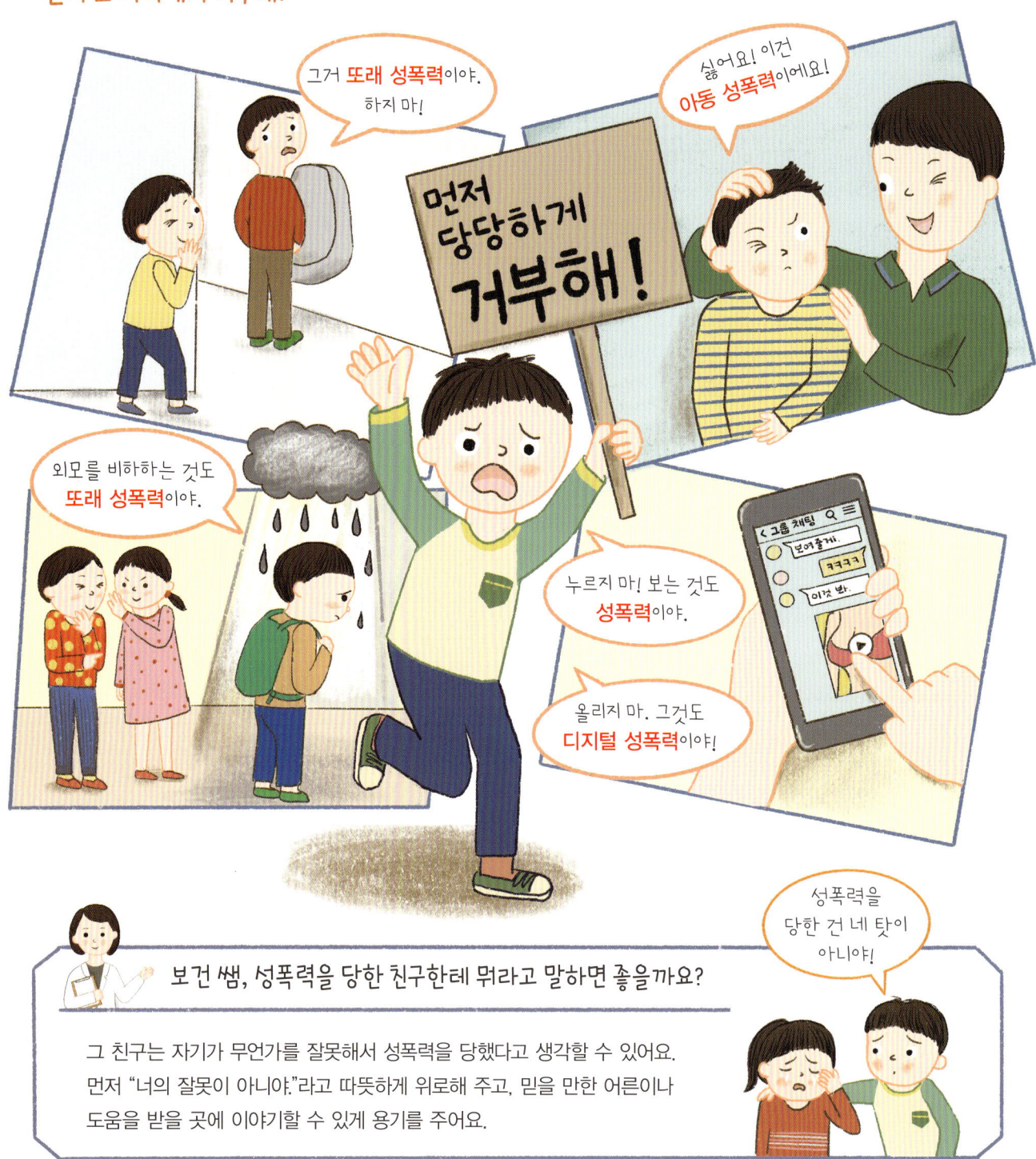

보건 쌤, 성폭력을 당한 친구한테 뭐라고 말하면 좋을까요?

그 친구는 자기가 무언가를 잘못해서 성폭력을 당했다고 생각할 수 있어요. 먼저 "너의 잘못이 아니야."라고 따뜻하게 위로해 주고, 믿을 만한 어른이나 도움을 받을 곳에 이야기할 수 있게 용기를 주어요.

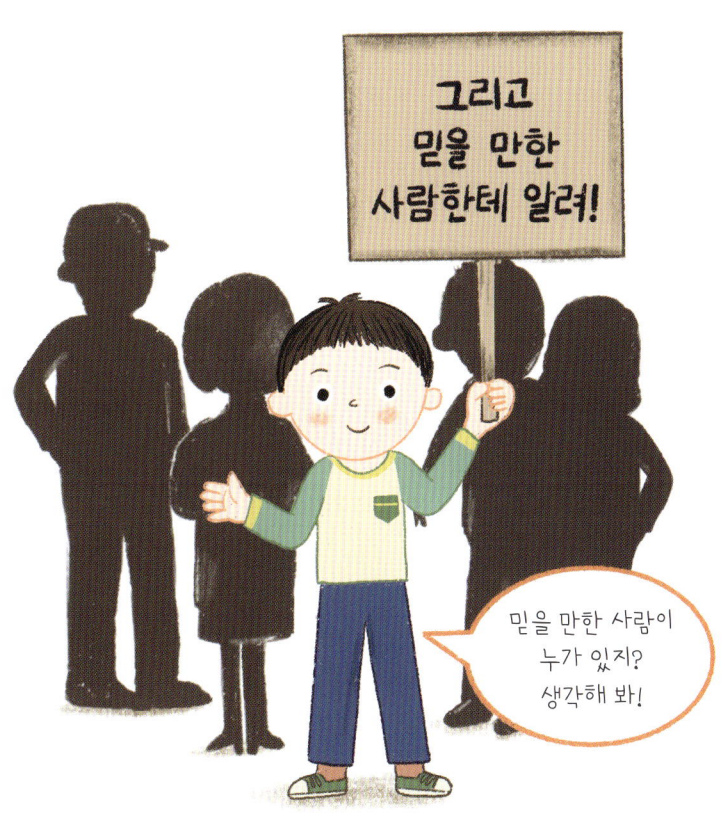

믿을 만한 사람이 누가 있지? 생각해 봐!

그리고 주위 어른들한테 알려!

거부했는데도 성폭력이 계속된다면 당장 그 자리를 피한 뒤, 믿을 만한 사람한테 이 사실을 알려야 해. 또한 어떤 일이 일어났는지 증거를 남기거나 잘 기억해 두었다가 사실대로 말해야 해. 마지막으로 마음의 상처가 아물 수 있게 전문가의 상담을 받거나 적절한 치료를 받는 게 좋아.

우리의 안전을 돕는 기관이야!

아동 안전 지킴이집

밖에서 위험에 처했을 때 아동 안전 지킴이집을 찾아 도움을 요청하면 안전하게 보호해 줘.

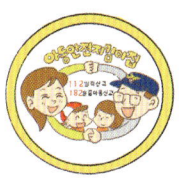

경찰서

성폭력은 절대 가벼운 범죄가 아니니까 경찰서에 신고해서 가해자는 꼭 처벌을 받게 해야 해.

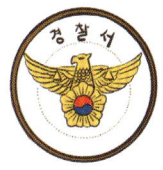

디지털 성범죄 피해자 지원 센터

디지털 성폭력일 경우 전문적인 기관인 디지털 성범죄 피해자 지원 센터에 신고하고 도움을 요청해야 해.

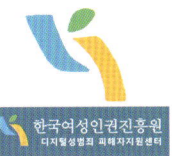

해바라기 아동 센터

아동 성폭력 피해자를 통합 지원해 주는 곳이야. 병원 치료나 상담을 받을 수 있게 도움을 줘.

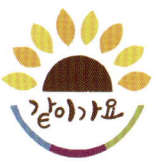

성폭력이 발생했을 때 도움을 요청할 곳

- **학교** 담임 선생님, 보건 선생님, 상담 선생님
- **상담 기관** 헬프콜 청소년 ☎ 1388, 보건 복지 상담 센터 ☎ 129
- **상담, 신고 기관** 학교 폭력, 성폭력 신고 ☎ 117, ☎ 1366

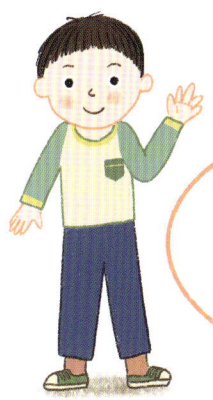

나운이의 성교육 배움 노트는 여기까지야! 더 궁금한 것이 있다면 학교 보건 쌤한테 언제든지 물어봐!

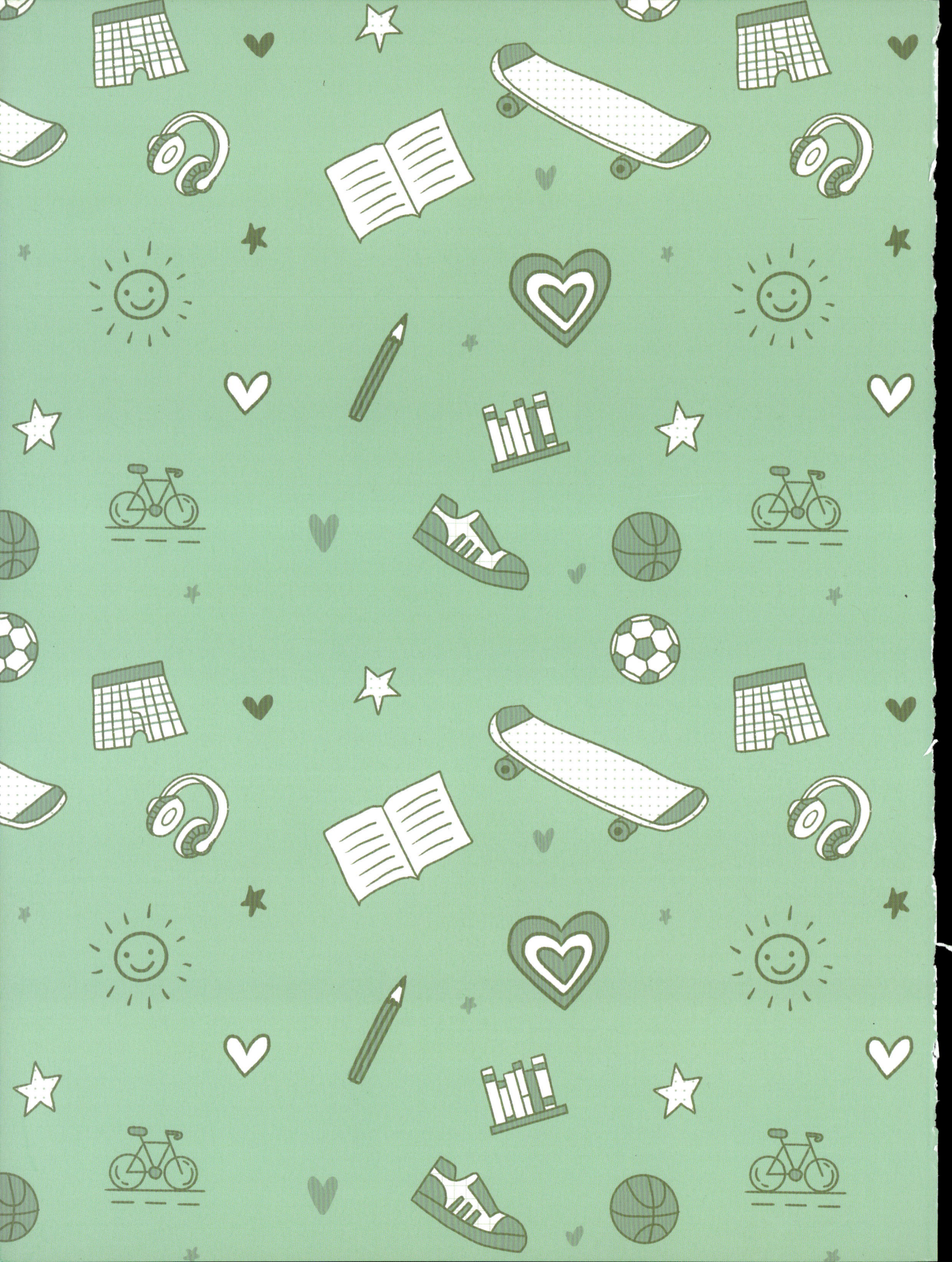